李克勤中医妇科经验集

主审　李克勤

主编　蔡平平　马宏博

编委　（以姓氏笔画为序）

王雨琦　尹真真　齐芳华　李　蕴

辛文霞　靖文君　薛晔佳

全国百佳图书出版单位

中国中医药出版社

·北京·

图书在版编目（CIP）数据

李克勤中医妇科经验集 / 蔡平平，马宏博主编 . —北京：
中国中医药出版社，2022.11
ISBN 978-7-5132-6057-2

Ⅰ.①李… Ⅱ.①蔡… ②马… Ⅲ.①中医妇科学—
临床医学—经验—中国—现代 Ⅳ.① R271.1

中国版本图书馆 CIP 数据核字（2019）第 301577 号

中国中医药出版社出版
北京经济技术开发区科创十三街 31 号院二区 8 号楼
邮政编码 100176
传真 010-64405721
河北品睿印刷有限公司印刷
各地新华书店经销

开本 880×1230 1/32 印张 5.25 彩插 0.25 字数 115 千字
2022 年 11 月第 1 版 2022 年 11 月第 1 次印刷
书号 ISBN 978-7-5132-6057-2

定价 29.00 元
网址 www.cptcm.com

服 务 热 线 010-64405510
购 书 热 线 010-89535836
维 权 打 假 010-64405753

微信服务号 zgzyycbs
微商城网址 https://kdt.im/LIdUGr
官 方 微 博 http://e.weibo.com/cptcm
天猫旗舰店网址 https://zgzyycbs.tmall.com

如有印装质量问题请与本社出版部联系（010-64405510）

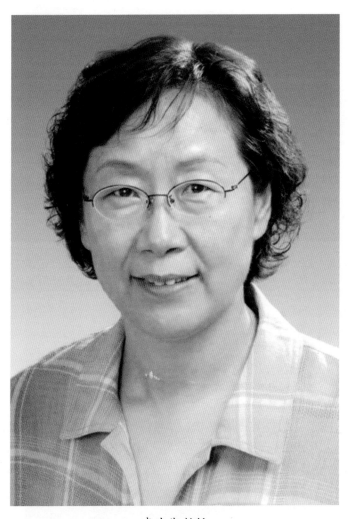

李克勤教授

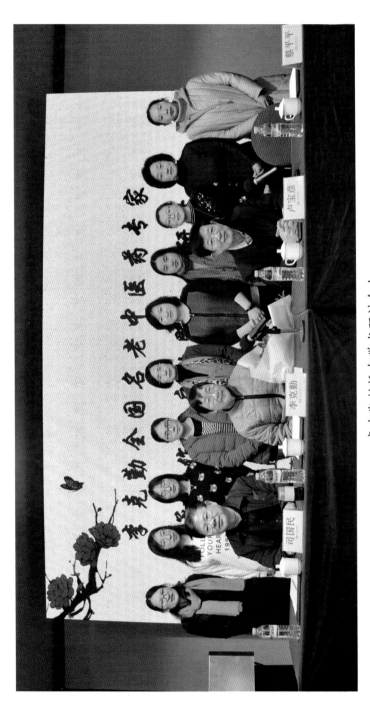

李克勤教授在学术研讨会上

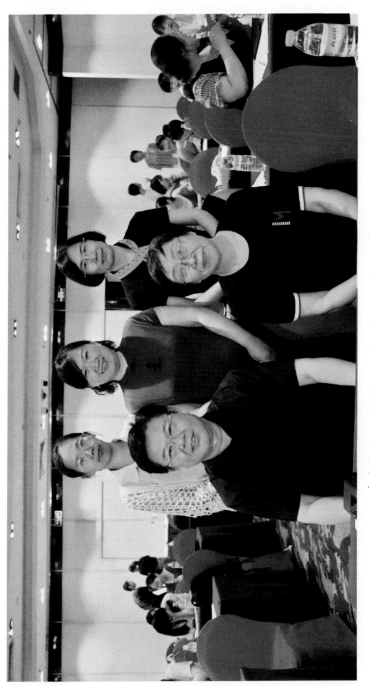

李克勤教授（前排右一）与部分工作室成员合影

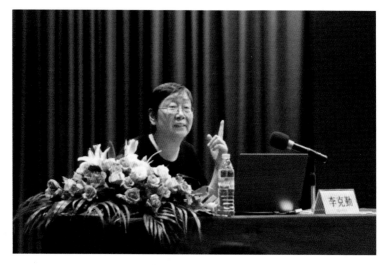

李克勤教授讲课

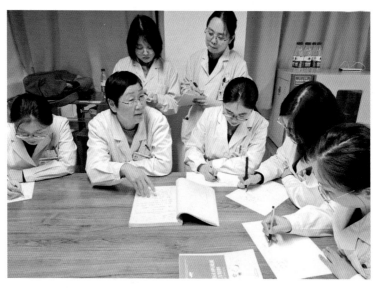

李克勤教授（前排左二）指导学习

编写说明

山东第一医科大学附属省立医院（山东省立医院）李克勤教授，系第五批全国老中医药专家学术经验继承工作指导老师，全国名老中医药专家传承工作室专家，山东省名中医药专家。李克勤教授致力于中医药防治妇科疾病四十余载，擅长治疗月经病、妊娠病、产后病等，如痛经、闭经、反复流产、多囊卵巢综合征、不孕症等，在体外受精－胚胎移植中医辅助治疗中体会尤深，对绒毛膜下血肿、异位妊娠、药流后宫内残留、胎盘植入、瘢痕妊娠等亦有较深入的研究。

李克勤教授从事中医药学的临床、科研和教学工作多年，临证经验丰富。她坚持"疗效是第一位的"，采用中西医结合的方法，从辨病和辨证、微观和宏观入手，多角度、多方位综合治疗，不断探索思考，对多囊卵巢综合征、不孕不育症、反复种植失败的患者，采用西医的诊断和监测技术，应用中医辨证施治方法，帮助众多多年不孕的患者实现了心愿。

李克勤教授关注并及时掌握前沿技术，并且勤于思考，在临床实践中不断总结经验，发现新问题，并寻求解决办法。

李克勤教授强调治病求本，务必辨病与辨证相结合。她熟读《景岳全书·妇人规》《妇人大全良方》《傅青主女科》等妇科典籍，围绕阴阳理论，虚补实攻，执简驭繁，长于分期论治；重视古方化裁，擅用温经汤、毓麟珠、八珍汤等经典妇科名方，且博采众家之长，结合自身经验，拟着床汤、滋阴养血汤、逐盘汤等经验方，极大提高了临床效率。

无论是临证诊疗或是科研教学，李克勤教授均倡导"衷中参西"思想，充分利用现代科技手段研究并发展中医药，主张中西医结合，取长补短，扬长避短，发挥中西医结合的优势，最终造福广大女性患者。

本书分为"医家简介""学术思想""专病论治""方药阐微"四部分，系统总结了李克勤教授治疗妇科疾病的学术思想和临证经验。在介绍李教授"推崇阴阳，重视滋阴""虚补实攻，执简驭繁""祛痰求本，健脾补肾""分期调治，补肾养血""调经助孕，补肾活血""辨病辨证，衷中参西"等学术思想的基础上，对异常子宫出血、多囊卵巢综合征、痛经、围绝经期综合征、异位妊娠、绒毛膜下血肿、反复种植失败等 14 种妇科疾病的病因病机进行了详细论述，阐述了李克勤教授的临证思路、治法治则，并附以临证验案。"方药阐微"部分精选李克勤教授特色用药及擅用方剂，介绍其临床应用，结合典型案例讲述李克勤教授的用药经验。

李克勤教授医理娴熟，学验俱丰，勤求古训，博采众长。笔者有幸师从李克勤教授，在门诊跟师、聆听学术讲座等过程中获益良多。作为李克勤教授的学术经验继承人，今将李教授学术思想与临证经验总结一二，以期为中医妇科疾患的临床诊治提供更多思路与经验，为妇科理论及学术发展略尽绵薄之力。如有不当之处，敬请各位妇科同道斧正，亦期待与各位同道进行学术探讨！

《李克勤中医妇科经验集》编委会

2022 年 7 月 20 日

目 录

第一章　医家简介

李克勤，女，生于 1951 年 11 月，中共党员，山东莱阳人，山东省名中医。1978 年毕业于山东中医学院，成绩优异，获学士学位。同年进入山东省立医院中医科工作至今。2002 年受聘为山东大学教授，同年被评为山东大学优秀研究生导师。2004 年受聘为山东中医药大学教授。1999 年主持课题"逐瘀清宫冲剂治疗药物流产后出血时间过长的研究"，获山东省卫生厅科学技术进步奖三等奖，为国内较早研究中药治疗药物流产后宫内残留者。2011 年主持课题"逐盘颗粒对植入性胎盘 MTX 灭活后子宫复旧影响的临床及实验研究"，获山东省科技厅科学技术进步奖二等奖。2011 年被评为山东省卫生厅"两好一满意"示范标兵，荣立三等功。同年，获中国中西医结合学会第二届中西医结合贡献奖。先后担任山东省中医药学会不孕不育专业委员会副主任委员、山东省中西医结合学会妇产科专业委员会副主任委员、山东省中西医结合学会生殖医学专业委员会副主任委员。

李克勤教授从事中医临床、教学、科研四十余载，医理娴熟，学验俱丰，擅长采用中医药治疗妇科疾病，如月经病、不孕症、盆腔炎、先兆流产、围绝经期综合征、产后病及妇科内分泌疾病等，尤其对于多囊卵巢综合征、药流及人流后子宫出血、宫内残留、胎盘植入以及辅助生殖技术等方面有较深入的研究，具有丰富的临床经验和卓著的临床疗效。

李克勤教授治学严谨，谦虚好学，精研经典，博览群书，勤求古训，博采众长，对技术精益求精，医术精湛。她认为中医临床的关键是疗效，疗效才是中医立身之本。她对工作认真负责，对患者态度和蔼，医德高尚，深受好评。她善于思考，观察敏锐，时刻注意探索、寻找中医妇产科发展的契机以及与妇产科合作的切入点。在前沿的西医妇产科面前，如何发挥中医妇产科的优势是她一直关注、研究的问题，时刻以宣传中医、发展中医、弘扬中医为己任。

李克勤教授主持并完成了省级课题"逐盘颗粒对植入性胎盘 MTX 灭活后子宫复旧的临床及实验研究"，创新性地提出胎盘植入发生的中医病因病机，首次提出以"化瘀软坚、滋阴清热"治法治疗胎盘植入，丰富了中医学关于胎盘植入的理论及治疗方法。应用逐盘颗粒，配合超声引导下局部注射 MTX 治疗胎盘植入，拓展了中医治疗产科急、重症的应用范围。创制了活血化瘀、消癥散结的莪棱元坤合剂，并获得发明专利，为植入性胎盘患者避免手术提供了一种安全有效的保守治疗方法，给患者带来了福音。

李克勤教授说："是省立医院的这个工作平台给了我机会，是患者提高了我的医术，开阔了我的眼界，给予我战胜疑难杂症的成就感，同时也享受了工作带给我的乐趣。"

第二章　学术思想

李克勤教授学术思想主要渊源于《黄帝内经》《金匮要略》《景岳全书·妇人规》，其博采众家之长，如陈自明《妇人大全良方》、傅山《傅青主女科》、王清任《医林改错》，糅合现代中医药学术新理论如中药人工周期，汲取罗元恺、夏桂成、韩百灵等妇科大家学术经验等。李克勤教授曾在上海妇产医院进修学习妇科内分泌专业，得到国内知名妇产科专家俞瑾、归绥琪的指导。在与西医妇科、产科会诊交流的过程中，她时刻注意探索、寻找中医妇产科发展的契机以及与妇产科合作的切入点。在临床实践中，她勤于思考和创新，形成了自己的学术思想及特点。

一、推崇阴阳，重视滋阴

中医学的阴阳学说是中医学理论体系的基础和重要组成部分。中医学认为，气是构成人体和维持人体生命活动的物质基础。人体之气按阴阳特性可分为阴阳两类，把对人体具有温煦、推动作用的气称之为阳气，把对人体具有营养滋润、润凉宁静作用的气称为阴气。人体正常的生理活动被概括为"阴平阳秘""阴阳匀平"，即人体中阴阳对立统一，矛盾双方基本上处于相对平衡状态，所以人体脏腑活动功能正常。相互对立的阴阳两个方面都是相互依存的，任何一方都不能脱离开另一方而单独存在。如果双方失去了互为存在的条件，有阳无阴谓之"孤阳"，有阴无阳谓之"孤阴"。孤阴不生，独阳不长，一切生物也就不能存在，不能生化和滋长了。如果正常的阴阳互根关系遭到破坏，就会导致疾病的发生，乃至危及生命。阳损可以耗阴，阴损可以耗阳。"无阳则阴无以化"，阳虚可以损伤体内的阴液而导致阴虚，称作"阳损及阴"。反之，"阴损及阳"，即阴虚至一定程度，由于"无阴则阳无以生"，故又可损伤体内的阳气而导致阳虚。

　　李克勤教授认为，中医妇科的许多疾病变化都可以用阴阳理论解释，譬如崩漏患者，由于血（阴）的大量损失，气随血脱，往往会出现形寒肢冷的阳虚之候，这可称之为阴损及阳的气血两虚证。再如，"男精壮，女经调，有子之道也"，月经调畅如期，离不开肾的阴阳消长，肾的阴阳消长转化正常，氤氲有时，则月经如期，子嗣乃成。李克勤教授在临床实践中注意调整阴阳消长平衡，尤其注重滋阴，因女子以血为本，血属阴，且各个生理阶段都离不开肾精、阴血的滋养。李克勤教授指出，女性因经、带、胎、产等生理特点，数脱于血，容易耗血伤阴，阴分不足，阴阳失衡，以致经、带、胎、产诸疾生焉。除生理特点外，疾病的发生亦受时代发展、环境变化、饮食起居的影响。现代人尤其是年轻女性，经常进食一些肥厚之品，热量过高，肥能令人内热，内热损耗人体的阴气，而致阴气虚衰；经常加班、出差及熬夜，精神处于紧张焦虑状态，五志过极化火，阴血暗耗，心肾不交。阴虚生内热，人体的阴气不足，润凉、宁静功能减退，无以制约阳气，阳气相对偏亢，则出现五心烦热、潮热盗汗、虚烦失眠、口舌生疮、面部痤疮、舌红少苔、脉细数等一系列阴虚火旺症状。滋阴是滋补阴气的简称，是治疗因阴气虚衰而致内热、阳亢、火旺等病证的一种方法。

滋阴以滋补肾阴为重。肾所藏之精，又称阴精，是阴液的一种。精构成人体的基本物质，先天之精禀受于父母，由后天之精微不断充养。精能化气，由肾阳蒸化肾阴而产生肾气、元气、真气。人体各脏腑组织得到元气激发，才能各自发挥其不同的功能。元气依附于阴液而存在，发挥其气化作用，阴液又依赖于元气气化而生成，二者相互为用，共同维护着正常机能活动。《素问·六节藏象论》曰："气和而生，津液相成，神乃自生。"肾乃水脏，为一身阴液之根本，可滋润形体脏腑，充养脑髓骨骼，抑制阳亢火动，以维持正常生长发育与生殖等机能活动，"肾阴为一身阴气之源，五脏之阴气，非此不能滋"，可一言概之。朱丹溪重视阴气在人体生命活动中的重要意义，倡导"阳有余阴不足论"及"相火论"，提出阴气难成而易亏，强调保养阴气在养生中的重要性，并认为相火妄动则伤阴气和精血，阴气受伤后又致相火妄动。李克勤教授认为，女子由于独特的生理病理特点，养阴与生殖密不可分，而肾则发挥主导作用，因肾藏精，主生殖，为天癸之源，冲任之本，气血之根，主宰人体的生长发育和生殖。肾阴不足，肾精不能化生气血，冲任失充，变生妇科诸症。

滋阴不忘养血。《妇人大全良方》云："妇人以血为基本。"

女性有经孕产乳的生理特点，胎孕离不开精血的濡养，乳汁为气血所化生。《内经》云："妇人之生，有余于气，不足于血，以其数脱血故也。"因此血为妇女生理的基础，阴血易虚，经孕产乳生理的正常又需血液运行的正常。"月水全借肾水施化，肾水既乏，则经血日以干涸"，故滋阴不忘养血。李克勤教授滋阴补肾，以菟丝子、女贞子、生地黄、麦冬滋补肾阴，四物汤养血，鹿角胶、龟甲填精补血，使肾精充盛，精血俱旺，水盛火自灭，阴平阳自秘。

　　滋阴常佐以活血。阴虚证的致病因素很多，如阳邪耗伤阴液；长期过食辛辣，饮酒过量，阴气受劫；思虑过度，暗耗营阴等，均可造成津液、营阴、精血的亏损。阴虚生内热，热灼津伤，血行黏滞，运行不畅，进而瘀阻。阴气亏损，不能化生阳气，阳气亏少，无力鼓动血脉，血行迟缓而瘀。研究表明，阴虚证患者血液流变学表现为全血比黏度、血浆比黏度增高，血沉增快，微血管异形，血流缓慢淤滞，血管周围渗出明显，与血瘀证有着相同的病理基础。这是阴虚伴有血瘀的微观证据。正如清代周学海所言："阴虚必血滞。"滋阴法在血瘀证治疗中具有濡润脉道、增水行血、养阴扶正作用，从而消除瘀结。滋阴佐以活血，血脉流通，也有助于阴气的充养。

　　李克勤教授运用滋阴法治疗多种疾病的阴虚、阴虚内热和阴虚火旺证，比如月经先期、经间期出血、崩漏、绒毛膜下血肿、不孕症、妊娠大便难等疾病。常用方法：①滋阴补肾法：方用两地汤，常合六味地黄汤加减，佐以活血，治疗薄型子宫内膜。在滋阴活血的基础上，善用龟甲、鹿角胶，一方面血肉有情之品，可滋补强壮，填精益髓养血，另一方面有阳中求阴之意。②滋水清肝法：常用清肝止淋汤合二至丸，治疗月经淋沥不尽。③滋阴泻火法：善用一贯煎加减，治疗月经稀发，伴有口干、手足心热等症。④滋阴清热利湿法：常用左归丸合茵陈蒿汤治疗 ABO 血型不合致反复流产。临证李克勤教授最喜用两地汤（《傅青主女科》)，方中生地黄滋阴清热凉血；地骨皮泻肾火，清骨中之热；玄参、麦冬滋阴壮水；阿胶滋阴补血；白芍养血敛阴。全方重在滋水，使水足而火自降，阴生而阳自平，正如王冰所言："壮水之主以制阳光。"李克勤教授常用此方滋阴养血，随症加减。

李克勤教授指出，滋阴勿忘温阳补肾。肾精所化之气为肾气，肾气的充盛决定着天癸的至与竭。阴精不足，肾气虚损，则生殖之功不能，故无子。《景岳全书·妇人规》云："阳非有余，阴常不足。"强调阴阳相互化生的规律。《新方八略引》曰："善补阳者，必于阴中求阳，则阳得阴助而生化无穷；善补阴者，必于阳中求阴，则阴得阳升而泉源不竭。"同时又言："以精气分阴阳，则阴阳不可离。"李克勤教授认为，女子本为阴血不足之体，精血为基础，精血充足方能阴极转阳。阴的化生离不开阳，故在滋补肝肾之阴的同时，注重温肾补阳药物的配伍应用。

二、虚补实攻，执简驭繁

李克勤教授认为，妇科疾病可分为虚实两类，即"有余"和"不足"，有余则"攻""泻""疏"，不足则"滋""补""调"，将复杂的病因病机提纲挈领地分为两类，便于认识疾病的本质，确立治则治法。虚则不足，从西医而言，多为激素匮乏，药物治疗有功，可补益，或补肾，或健脾，或滋阴；实则有余，常为有形之邪，药石可医，或手术祛除。药物治疗祛邪，活血逐瘀祛邪，荡涤攻下祛邪，清热泻火祛邪。虚实夹杂者，有肾虚血瘀、脾肾亏虚兼痰瘀等。

　　活血可祛邪。女子以血为用，易为瘀滞。足厥阴之脉入毛际，绕阴器，辖乳房。女子冲任隶属于肝肾。肝为刚脏，主升主动，具有疏泄之功，可调畅气机与情志，喜条达，以柔和为顺。正常的情志活动，主要依赖气血的正常运行。气机条达，气血和调，则心情就易于开朗；肝失条达，肝气郁结，则情志易于抑郁；疏泄太过，则心情易于躁动。反之，持久的情志郁结，会影响肝的疏泄，使肝失条达，肝气郁结。月经周期中，肾中阴阳是生发之源，而阴阳的交替转化作用则促使胞脉气血流通维持平衡，达成这种转化功能是以人体气机调畅为前提的，肝主疏泄功能则是阴阳转化的枢纽，是气机调畅的关键。如肝失疏泄，气机不利，则血脉不畅，子宫藏泄失司，阴不化阳，阳不助阴，血海不能按时满溢。女子血室藏泻有期，易为邪乘，又因生产、手术、金刃创伤，皆可导致气血瘀滞，酿生诸疾。故李克勤教授临证善用活血法，常用桃红四物汤、逐瘀汤、促经汤等，桃仁、红花、当归、川芎、三棱、莪术等药物俱为其喜用。

　　祛邪之法，李克勤教授擅用下法。下法，也称泻下法，是运用泻下作用的方药，通过泻下大便，以达到攻逐体内食、痰、血、湿、水等结聚目的的治疗方法。《素问·阴阳应象大论》云"其下者，引而竭之""中满者，泻之于内"就是指此法。即谓病位在中下焦之有形者，可以因势利导，逐引邪气从前后二阴排出。故而本法主要适用于寒、热、燥、湿诸邪与痰浊、宿食、瘀血、积水等内结的里实证。临床应用时，根据病情缓急，病邪性质，及结聚的食积、水湿、痰浊、瘀血等的不同，下法又分为寒下、温下、润下、逐水、攻瘀、涤痰等不同的具体方法，寒下适用于里实热证，温下适用于寒积冷凝证，润下法适用于肠道津亏、阴血不足之便秘，逐水法适用于阳水实证，攻瘀法适用于蓄血在下证或干血内结证。

汉代张仲景《金匮要略·血痹虚劳病脉证并治》云："五劳虚极羸瘦，腹满不能饮食，食伤、忧伤、饮伤、房室伤、饥伤、劳伤、经络营卫气伤，内有干血，肌肤甲错，两目黯黑，缓中补虚，大黄䗪虫丸主之。"李克勤教授认为，泻下可使大便通畅，气血调和，冲任经脉畅通，自拟加味大黄䗪虫丸治疗妇科有形之实邪。方中大黄凉血清热，破散积聚，推陈致新；䗪虫咸寒入血，攻下积血，有破瘀血、消肿块、通经脉之功，合大黄通达三焦以逐干血，共为君药。桃仁、水蛭、没药、莪术、红花活血通络，消散积聚，攻逐瘀血；桂枝、丹皮、茯苓相配有利于祛瘀血；而地黄、甘草、芍药滋阴补肾，养血濡脉，和中缓急；黄芪益气扶正。为增强泻下作用，用生大黄 6～9g，以缓泻为度。下法之用，一般来说，无论何证，用皆伤人体正气，既可伤阴，又能伤阳，故用下法宜以邪去为度，不可过用。

具体临证中，胎盘植入、卵巢囊肿、巧克力囊肿、输卵管积水等为有形实邪，治当攻下逐瘀，荡涤实邪。卵泡未破裂黄素化属于郁结在内，卵子当出不出，采用攻下逐瘀，可以使卵子应时排出。

三、祛痰求本，健脾补肾

临床上妇科疾病属痰证者为数不少。痰是人体水液代谢障碍所形成的病理产物，古人把痰分为两类，一类是有形之痰，另一类则是无形之痰。有形之痰视之可见，闻之有声；无形之痰只见其征象，不见其形质。李克勤教授认为，痰的生成机制分为外感和内伤两大类。外感不外乎六淫邪气侵袭机体，损伤机体阳气，阳气不能温化水湿，导致体内水湿聚集成痰。内伤主要是脾胃功能失调，其运化和升清降浊功能失司，水湿无处可化。此外，先后天的因素也会影响体内痰浊的生成。

《灵枢·天年》指出，人之始生，"以母为基，以父为楯"，由此可见父母的体质会影响到后代。元·王珪《泰定养生主论》曰："余自思父母俱有痰疾，我禀此疾，则与生俱生也。"《幼幼集成》亦曰："儿之初生有病，亦惟胎弱胎毒二者而已矣。胎弱者，禀受于气之不足也，子于父母，一体而分，不可不察。"这些论述说明父母的体质特征往往会对后代有着重要的影响。倘若父母是痰湿体质，或母体在妊娠时失于调养而致痰湿内蕴，皆可导致子女的痰湿体质。这说明先天禀赋是痰湿形成的重要基础。清·沈金鳌《杂病源流犀烛》云："脾胃寒湿生痰，或饮啖过度，好食油面猪脂，以至脾气不利，壅滞为痰。"这说明平素饮食不规律或多食肥甘厚味之品，损伤脾胃功能，是酿生痰湿的主要原因。

此外，疾病和药物也会导致体内痰湿形成。《格致余论》

云："饮食失宜，药饵违法，皆能致伤。""大凡治痰，用利药过多，致脾气虚则痰易生而多。"《医学求是》云："平居饮食供奉，油腻腥膻，积于肠胃，甚或药饵常投，参茸并进，又有认为中虚者，时服胶、地等滋腻之品，积久生痰，中宫痞满。"可见疾病可以引起痰湿，饮食药饵亦会导致痰湿。李克勤教授认为，引起痰湿的病因较多，只要找出病因，治疗上必定事半功倍。

胖人多湿，痰湿是导致闭经的原因之一。一般认为，由痰所致月经病除了有月经不调的证候，还主要体现在两个方面：①多见于体质肥硕或素多痰阻之人。②兼有痰浊为患的其他临床证候，如胸闷脘胀，头晕心悸，咳嗽吐痰，倦怠嗜卧，纳差便溏，面色㿠白，带下量多，苔白厚腻，脉滑等。李克勤教授认为，痰湿导致的月经病，治疗不能局限于"痰"而一味化痰祛湿，当治病求于本。因经水出诸肾，肾为先天之本，脾运化水谷津液，为后天之本，痰湿阻滞责之于脾肾，即所谓脾为生痰之源、肾为生痰之本。因此，治疗应健脾补肾，化痰祛湿。此外，痰湿壅滞，阻碍气血通畅，常伴有瘀滞，故需佐以活血行气，常以三棱、莪术相须为用。

四、分期调治，补肾养血

中药人工周期疗法是在中医理论指导下，顺应肾中阴阳消长的生理变化，结合现代医学性腺轴、卵泡发育的不同阶段，给予周期性的中药治疗。1963年林至君首次运用"中药人工周期调经促排卵法"治疗多囊卵巢综合征获得成功。林至君认为，在一个月经周期的不同阶段，有肾虚与血瘀的不同病机，并与卵泡发育变化有关，因此采用"补肾－活血化瘀－补肾－活血调经"周期性选方用药。国医大师夏桂成创立的"月经周期节律调治法"，简称"调周法"，则着重于"调"，采用七期分类法，即行经期、经后初期、经后中期、经后末期、经间排卵期、经前前半期、经前后半期。

李克勤教授治疗疗月经病、不孕症、痛经、反复种植失败等按卵泡期、排卵期、黄体期、月经期四期辨证治疗。因"经水出诸肾"，血贵流通，故以补肾活血养血贯穿其中。①卵泡期：为阴血长养阶段。卵子和内膜均需阴血滋养，肾中真阴充实，肾精肾气充盛，才能使卵子和内膜生长，月经如期来潮。此期以补肾养血为法，偏阳虚者，温肾助阳活血，以毓麟珠加减；偏阴虚者，滋肾养阴活血，方选左归丸加减。若阳虚，卵泡发育迟缓，则加重温阳力量，常用附子、干姜、紫石英、淫羊藿等。②排卵期：为重阴必阳阶段。此期阴长达重，阴精化生阳气，出现氤氲"的候"。此期应滋阴助阳活血，常在补肾基础上加鹿角霜、淫羊藿、桃仁、红花，以助卵泡破膜而出。如果卵泡迟迟不能排出，为藏而不泄，可用大黄䗪虫丸推陈出新。③黄体期：阳气生长，逐渐达到"重阳"的状态，阴阳俱旺，以阳长为主，阳动则血行。本期以补肾扶阳、健脾养血为主，常选八珍汤合寿胎丸加减。如果基础体温波动较大或维持时间较短，说明阳气不足，阳主温煦，可加熟附片、鹿角霜。如素体阴虚者，以归芍地黄汤合寿胎丸，以滋阴补肾。④月经期：月经来潮，此时治宜活血化瘀，理气通经，因势利导，促进月经畅通，祛瘀生新，以桃红四物汤或少腹逐瘀汤化裁。

五、调经助孕，补肾活血

清·何松庵《女科正宗·广嗣总论》曰："男精壮而女经调，有子之道也。"不孕症是由于肾虚、肝郁、血瘀等原因导致冲任失调，多脏腑受累。治疗重点是调经助孕。李克勤教授以补肾、疏肝、活血、通络等调经助孕，以补肾活血为主。张景岳指出："治妇人之病，当以经血为先。"月经如期，意味着氤氲有时，阴阳交合，易摄精成孕。

调经不离肝、脾、肾，以肾为先。赵献可《医贯》曰："调经以养水为主。"肾藏精，主生殖，生殖之精均源于肾。肾精属阴，是胎孕的物质基础。在月经周期中肾气充，精血旺，肾阴逐渐滋生，是卵泡发育成熟的基础；冲任气血调达，肾阴阳的转化正常，是排卵的条件；排卵后肾精充足，肾阳旺盛，是维持黄体功能正常的关键。精血的摄藏依靠肾气的充盛，肾气充盛则血海盈亏有时，胞宫藏泄有期，经水如期，方具备孕育之能。月经正常与否直接影响生殖功能。"经水出诸肾"是对历代医家补肾调经学术思想的高度概括。

李克勤教授临床治疗不孕症以补肾活血为治疗原则，根据病因辨证调周，滋肾补肾，活血化瘀，温阳促卵，强调调经为首务。

经水出诸肾，肾为月经之本，肾精亏损，月经后期量少，闭经，不孕，故以滋阴养血、填精补髓为要。阴虚火旺者，滋阴清热凉血。兼肝血不足者，滋肾养肝。而温肾助阳对月经后期、闭经、妊娠水肿、宫寒不孕颇效。活血通络则有助于阴生阳长，冲任气血畅通。

李克勤教授授推崇阴阳理论，重视滋阴，她认为滋肾填精的实质乃育卵养胞（宫）。月经周期的变化是一个阴阳消长的变化过程，月经来潮，血海空虚，阴血不足，月经后阴血逐渐滋长，经过半个月的恢复，阴精愈益充盛，发展至重阴转阳时期，即为氤氲期（真机期），亦称排卵期，此时分泌较多量的白色透明带下，表明阴精充盛。若阴精亏虚，滋长缓慢，充养不足，不能重阴转阳，无法"氤氲有时"。若阴不制阳，阴虚阳盛，虚火内动，迫扰冲任，伤络动血，鼓动经血非时而下，可出现经间期反复出血；若肾阳偏虚，氤氲之时阴转阳而阳气不复，不能行其统摄作用，冲任失固，亦可造成经间期出血。

调经，不仅调的是周期和经期，也包括经量，其客观评价指标之一就是子宫内膜。在月经周期中，内膜与卵子生长发育同步协调，是受孕的前提。子宫内膜是胚胎正常种植、生长、发育的唯一场所，为有形之物。子宫内膜过薄，临床上常表现为月经过少、月经后期、闭经、不孕或孕后易流产、胚胎停育。先天禀赋不足，或房劳久病，损伤肾气，或屡次堕胎，导致肾阴损伤，肾精亏虚，无精化血，导致月经量少、不孕、闭经。在辅助生育技术中，超促排卵可导致雌激素水平下降，内膜过薄。临床患者常见手足心热，口干，带下量少，经水涩少，舌红，脉弦细。因此李克勤教授指出，内膜是物质、基础，属阴，受纳为功能，属阳，阴生阳长。其主要病机为肾阴不足，瘀血内阻，常选左归丸化裁而成滋阴补肾活血方，以生地黄、枸杞、山茱萸、菟丝子补肝肾，益冲任，鹿角胶、龟甲胶血肉有情之品益肾填精，桑寄生、女贞子、旱莲草补益肝肾，沙参、麦冬养阴生津。

补肾当活血。肾虚可致瘀，脉络瘀阻，血脉不畅，有碍肾阴、肾阳的化生，从而加重肾虚，唯瘀去而新生，故活血有助于肾阴、肾阳的化生。临床实践证明，使用活血化瘀攻破的中药能提高排卵率。治疗以补肾活血为主，兼以养血行气，调经助孕。

月经的主要成分是血，血由脏腑所化生，是月经的物质基础，子宫内膜的周期性剥脱以月经为表现形式。气为血之帅，血脉瘀滞可直接影响子宫内膜的容受性。近年来，凝血功能异常与复发性流产、反复种植失败的关系开始受到密切关注。李克勤教授在滋阴补肾的同时强调活血，"血脉流通，病不得生"，常用丹参、桃仁、红花、香附以活血理气。临床实践证明，适当地运用活血药物助于改善内膜下血流、内膜厚度及形态。

活血兼顾疏肝。肾主封藏，肝主疏泄，肾水涵养肝木，动静结合，有利于冲任气血畅达，气机升降有司，子宫藏泄有度，方能摄精成孕。女子天性易于怫郁，加之现代生活节奏紧张，女子易激动、易激惹，以致肝气郁结，疏泄不利，气郁血滞，经脉瘀滞，冲任不畅。故疏肝解郁，活血通滞，可使气机调畅，胞宫藏泄有度，胞脉通畅，的候如期。常用百灵调肝汤、桃红四物汤灵活化裁。

李克勤教授认为，"久不孕，必有瘀"，提出"久不孕，必治瘀"。因此，以行气疏肝活血为法，常用柴胡疏肝散、丹栀逍遥散加减，加桃仁、红花、丹参等，注重疏肝解郁，敷阳化气，活血通滞，从而达到气机调畅，冲任二脉阴阳消长转化，藏泄有度，的候如期。临床中也观察到，当月经愆期，改用行气活血通经之药后，月经虽未行，但基础体温却得以升高，说明活血化瘀药物有促排卵作用。现代研究证明，活血化瘀药物能改善卵巢表面血流状况，具有抗凝、溶解卵泡壁作用，可促使成熟卵泡破裂，卵子排出。

李克勤教授采用分期调经助孕法，常结合测量基础体温。经后期阴气长养，以滋阴补肾为主。如果基础体温迟迟不升，意味着卵泡发育迟缓。阳主生发，肾气是排卵的内在动力，因此在补肾养阴的同时，可加熟附子、干姜、巴戟天，补肾温阳。经前期为阴阳俱旺，以阳长为主，阳动则血动，月经如期。如果基础体温波动较大或维持时间较短，说明阳气不足，常用毓麟珠合寿胎丸加减，以补肾健脾，滋阴养血。阳主温煦，"寒冰之地，不生草木，重阴之渊，不长鱼龙"，阳气旺盛有助于胚胎着床长养。

六、辨病辨证，衷中参西

病是对特定疾病全过程特点与规律所做的概括，代表着该疾病的基本矛盾。徐灵胎《医学源流论》曰："欲治病者，必先识病之名。能识病者，而后求其病之所由生。知其所由生，又当辨其生之因各不同，而病状所由异，然后考其治法。一病必有一主方……千变万化之中，实有一定不移之法。"

中医对病的认识比较模糊，常常病证不分，或以"症"为病，这对指导临床辨病用药有很大的局限性。西医学的病是建立在病因学、病理学、病理生理学、解剖组织学、影像学的基础上，对每个病都有系统的认识，而实验室检查和影像学检查、病理学检查让病更为直观。

证概括了疾病的病因、病位、病性，是疾病的本质及发展中的某一阶段。而不同的证，又可以出现在同一疾病不同过程中，它反映疾病的发展，预示疾病的转归和预后。中医学的辨证较西医学的辨病更具有个体特征。可见同样一个病，可出现不同的证，证揭示疾病在某一阶段正邪交争发生发展的规律。根据证的不同可及时指导和调整用药的方向。

当有病无证时，比如输卵管因素导致的不孕患者，可以表现为无任何不适的自觉症状，正常舌质、舌苔，平人脉象，这必须辨病论治。亦有证而西医病不明确的情况，此时中医"辨证"的实际临床意义就得以显现。对病治疗和对证治疗是相辅相成的，不可偏废。异病同治，强调的是辨证，其实，在异病同治中结合不同病种的特点给药，较单纯对证治疗，更有助于提高疗效。如输卵因素导致不孕者，在辨证的基础上有针对性地加用通络的药物，有的放矢，可提高疗效。

由此可见，辨病在鉴别诊断、提高疗效、预后及防失治、误治方面有重要的指导意义。每个病演变过程可以表现为不同的证，疾病治疗的最终方法往往落实到对证治疗。因此，李克勤教授将中医学辨证与西医学辨病相结合，作为主要诊治手段。李克勤教授主张衷中参西，中西医并重，寻找中西医结合的最佳切入点，灵活地把中医学的辨证和西医学的辨病有机地结合起来，应用于妇科临床、教学、科研中，充分提高临床诊断、治疗水平，更好地为患者服务。

　　临证中，辨病与辨证相结合，无证可辨时，以辨病为主，抓住疾病的病因和主要矛盾，以中医理论为依据，灵活辨证。例如，子宫内膜过薄，患者取卵后因内膜过薄不符合移植标准而放弃移植，除超声表现及经水过少外，无临床任何不适。此时，有病无证，本着"经水出诸肾""肾主生殖"，以补肾活血为主，并注重滋补肾阴，阴化形，阴精、阴血旺，有助于内膜增厚而达到移植标准。临床观察发现，滋阴可以提高雌激素水平，增加子宫内膜厚度。滋阴常要养血，缘血与阴相互资生，血虚可致阴虚，阴虚亦可致血虚，故补阴药常配伍补血药，以取"血中滋阴"之义。

　　未破裂卵泡黄素化往往无症状，唯有在超声监测卵泡发育或排卵时或腹腔镜检查时方被发现。常无异常临床症状、体征，无证可辨，需辨病与辨证相结合。李克勤教授采用基础体温的测定、B超检查等方法，为辨证治疗提供可靠资料，并结合月经周期阴阳转化理论，分时论治。排卵期生殖之精在肾之阴精的滋养下发育成熟，气血顺畅，方能排出卵子。未破裂卵泡黄素化即是因为正虚无力振奋气血，而使卵泡无法排出。因此，李克勤教授认为，在月经期益气补肾的基础上，排卵期的治疗重点是疏肝化瘀，疏肝理气，逐瘀排卵。肝主疏泄，主气机，主藏血。肝气条达，气机冲和，气血畅达则无滞，胞脉功能方能协调，卵子才能顺利排出。方选百灵调肝汤加减，活血行气通络，佐以补肾温阳。如已经黄素化，则用大黄䗪虫丸加减破瘀行气，透达关窍，有助于黄素化的卵泡排出，常服2～5剂，复查B超，黄素化的囊肿即消失。我们体会，应用穿山甲3～6g有助于排卵。张锡纯《医学衷中参西录》云：

穿山甲味淡性平，气腥而窜，其走窜之性，无微不至，故能宣通脏腑，贯彻经络，透达关窍，血凝血聚为病，皆能开之，放胆用之，立见功效。

随着体外受精－胚胎移植（IVF–ET）技术的发展，因子宫内膜容受性低而造成 IVF–ET 失败的病例也日益增多，其治疗日益受到重视。西药调节子宫内膜容受性具有一定的局限性，中医药在 IVF–ET 技术中的应用已进行了有益的尝试。中药的运用，有着整体调节的优势，顺应人体生殖节律及周期的气血阴阳变化，协调卵泡与内膜同步化生长，并能改善子宫内膜容受性。中医的辨证论治与西医助孕技术相结合，扬长避短，一定会为提高辅助生殖技术的成功率开辟新的途径。

七、顾护脾胃，调畅情志

脾与胃一脏一腑，一运一纳，一燥一湿，为一升一降、一阴一阳的对立统一，其化生气血，滋养周身，营养人体后天；肝气郁结，或药物攻伐，可损伤脾胃，影响受纳、生化功能。《脾胃论·脾胃虚实传变论》曰："元气之充足，皆由脾胃之气无所伤，而后滋养元气。若胃气之本弱，饮食自倍，则脾胃之气既伤，而元气亦不能充，而诸病之所由生也。"可见脾胃对机体抗御疾病能力有重要作用。正如万全《幼科发挥·原病论》曰："胃者主纳受，脾者主运化，脾胃壮实，四肢安宁，脾胃虚弱，百病蜂起。"脾气充盛，外则邪不可犯，内而疾不能传。脾主运化，统摄气血，脾胃所化生之水谷精微，供养脏腑生命活动所需。冲任隶于阳明，血海的充盈，胞胎的供养，都要依靠脾胃运化水谷，化生气血。脾胃虚弱，化源不足，可导致冲任虚损。素体脾胃虚弱，复加药物攻伐，用药时间长久，可加重脾胃损伤，影响气血化生。

对于先兆流产、反复自然流产患者，李克勤教授尤其注重顾护其脾胃，她常说："肾系胎，气载胎，血养胎。"脾胃为人体后天之本，气血生化之源，脾胃健旺，自能化生气血，载养胚胎。且孕后常有脾胃运化不能，出现纳呆、恶心等症，李克勤教授在处方时，常用木香、砂仁激发脾胃之气，以达消食疏肝理气之功。此外，还常用茯苓、白术、党参等，健运脾气。

女子有余于气，不足于血，以肝为先天。有余于气则肝气易郁易滞，不足于血则肝血不足，情绪也易于抑郁。而且在现代社会，女子面临职场压力、家庭压力、子女教育压力等，更易情志不畅。肝主藏血和疏泄，为人体气机之枢纽，可调畅全身气机，输转气血津液。若肝疏泄不及或抑郁过度，肝失条达，冲任不能相资，则经、带、胎、产诸病均可发生。清代陈修园在《妇科要旨·种子》篇中云："妇人以血为海……每多忧思忿怒，郁气居多……忧思过度则气结，气结则血亦结……忿怒过度则气逆，气逆则血亦逆。气血结逆于脏腑经络，而经于是乎不调矣。"

肝脏与冲任的关系也很密切，肝藏血，冲为血海，肝脏能调节血海的盈亏。肝郁可导致气滞血瘀，则影响冲脉。肝气郁结，疏泄失常，气机不利，则影响冲任失调，表现月经不调、月经前后诸症。肝气乘脾，脾失健运，水液停聚，聚而成痰，痰湿壅塞胞宫、胞脉，可月经后期、不孕。肝郁日久化热，湿热互结，阻滞气机，冲任失调，可导致月经不调、痤疮、带下病等。肝失疏泄，肾阴阳消长失衡，可导致月经不调、不孕。气为血之帅，气行则血行，疏肝调气，可使舒畅情志，则气血畅通，冲任调畅。疏肝调气之药常用柴胡、香附、木香。对气郁甚者或体实者尤宜。

八、博采众长，继承创新

李克勤教授认为疗效是根本，要取得疗效，不能故步自封，应该博采众长，融会贯通，有创新才会有进步和发展。在理论上，李克勤教授紧跟妇科临床研究热点，解决临床实际问题。

李克勤教授临证，善于思考，理论上多有发挥创新。例如，胎盘植入，属于中医"胞衣不下"范畴。《景岳全书·妇人规》指出，胞衣不出的病因分虚实，"胞衣不出，有以气血疲弱，不能传送……治当补气助血……有以恶露流入胞中，胀滞不出者"。并指出："凡胎胞不出者，多死。"《胎产心法》云："妇人一生莫重于生产，临产莫急于催生，既产莫甚于胞衣不下。所以不下者，有因血少干涩，或子宫空虚，吸贴而不下。有因气血虚弱，产母力乏，气不转运，不能传送而停搁不下。"中医妇科学认为，引起本病的原因，虚者由于气虚不能传送，实者由于血瘀阻碍或寒凝血滞，以致胞衣不下。常见分型有气虚、血瘀、寒凝三型。李克勤教授指出，胎盘植入的西医发病原因为内膜损伤或内膜发育不全，此为因，发生在孕前，孕后绒毛通过损伤的内膜而侵入子宫肌层，故产后不下，此为果。因此，相应的中医病因为冲任损伤或不足，瘀血阻滞。或因禀赋素弱，冲任失养；或因刮宫、剖宫，数次堕胎，损伤冲任；或调摄不当，房事不洁，湿热、湿毒之邪直犯阴中，邪积日久，影响气血运行，损伤冲任。冲为血海，任主胞胎，冲任损伤，导致孕后胞衣植入胞宫，产后胞衣不下，留滞胞宫。李克勤教授提出化瘀软坚、滋阴清热治法，突破补气、活血、温经之窠臼。其自拟的逐盘汤，专治胎盘植入、宫内残留，临床疗效显著。

《傅青主女科·序》云："执成方而治病，古今之大患也。昔人云：用古方治今病，如拆旧屋盖新房，不经大匠之手，经营如何得宜，诚哉是言。"李克勤教授从临床实践不断验证经方疗效，在具体应用时糅合中医理论、西医认识和个人经验，加以化裁。例如阴虚证，李克勤教授认为阴虚常伴阴血不足，且阴虚易生火蕴热，纵使微热，亦可伤津，阴血、阴津不足，血行失于滑利，则为瘀滞，故常在一贯煎的基础上加桃仁、红花。对于卵泡发育障碍，在毓麟珠上加附子、干姜，补肾阳，暖胞宫。以附子、干姜微微生长阳气，增强温通作用，"少火生气"，阳盛则卵长。

近年来不孕症、多囊卵巢综合征的患者逐年增多，对此，探索、采用中西医结合的方法，从辨病和辨证、微观和宏观入手，多角度综合治疗，取得了较好的疗效。特别是在辅助生殖医学中配合取卵、着床方面发挥了中医优势。

第三章　专病论治

第一节　异常子宫出血

异常子宫出血（AUB）是指与正常月经周期、经期、经量中任一项不符的、源于子宫腔的异常出血，并排除青春发育前、绝经后、妊娠期和产褥期相关的出血。国际妇产科联盟（FIGO）根据病因不同将 AUB 分为 9 种类型，其中以排卵障碍型异常子宫出血（AUB-O）最为常见。排卵障碍包括无排卵、稀发排卵和黄体功能不足，主要是由于下丘脑-垂体-卵巢轴功能异常引起，以青春期、绝经过渡期的女性常见，育龄期女性也可因排卵障碍性疾病如多囊卵巢综合征、高泌乳素血症、甲状腺功能异常等引发。

AUB-O 属于中医妇科学"崩漏"的范畴。《严氏济生方》云："轻者谓之漏下，甚者谓之崩中。"崩者起病急，血势如崩，暴下如注，难以自止；漏者来势缓，淋沥不断。其临床表现，或为持续不断的少量阴道出血，淋沥不尽，时间长，甚则持续数月；或为突然大量出血；或为阴道出血时多时少，多者暴崩而下，少者淋沥不止，交替出现；或为暴崩之后久不来潮，突然又暴下，量多如注。故《景岳全书·妇人规》云：

"崩漏不止，经乱之甚者也。"二者病势不同，其因则一，常相互转化，故合称为崩漏。李克勤教授对于 AUB-O 的诊治，颇具心得。

一、病因病机

崩漏是中医妇科的常见病和疑难病，其病因繁多，病机复杂，病程较长，可合并贫血或宫内感染，严重影响女性的身心健康及生活。李克勤教授认为，崩漏的发生离不开虚、热、瘀，与肝、脾、肾三脏的功能失调密切相关。

1. 因虚致崩漏

李克勤教授认为，因虚致崩漏主要包括脾虚和肾虚两方面。脾气虚弱，则统摄无权，血液妄行，量或多或少。《傅青主女科》云："经水出诸肾。"肾虚则封藏失司，或冲脉失于温煦，冲任不固，胞宫之血非时而下。究其原因，或因禀赋不足，或因饮食劳倦，思虑过度，损伤脾气；或因早婚，多孕多产，房事不节，损伤肾气等。此外，阴阳不和，亦可发生"崩中""漏下"，正所谓"阴虚阳搏谓之崩"（《素问·阴阳别论》）。

2. 因热致崩漏

人体气血运行，喜温而恶寒，但若阳热偏盛，伤及胞脉，则会迫血妄行，形成经血非时而下之病。导致血热的因素，概括有三：一是素体阳盛，相火偏旺；二是感受热邪，或过食辛辣香燥之品；三是七情过极，气机郁结，肝郁化火。火热过盛则损伤冲任，扰乱血海，迫血妄行，而致崩漏。

3. 因瘀致崩漏

《妇人大全良方》云："血崩乃经脉错乱，不循故道，淖溢妄行，一二日不止，便有结瘀之血。"《备急千金要方》认为"瘀结占据血室，而致血不归经"是崩漏出血的主要原因。李克勤教授认为，瘀血阻滞胞宫、胞脉，旧血不去，新血无以归经，则发为本病。导致胞宫血瘀的原因有多种，如生产之时不注意调摄，为风寒湿邪所侵；或流产、分娩瘀血未净，占据血室；或手术损伤、跌打挫伤等损伤胞脉，瘀血阻滞；或妇人素易情志不遂，气机郁结，导致气滞血瘀，阻遏经脉。此外，李克勤教授特别指出，宫内瘀血形成与现代女性的生活方式紧密相关，不良的生活方式如喜食生冷、贪凉爱美少穿衣等，导致寒气凝聚于胞宫，阻碍气血运行，气滞血瘀寒凝，从而诱发或加重崩漏。

二、临证思路

李克勤教授临证强调辨病与辨证相结合；衷中参西，中西医结合诊治；出血期和血止后双重调治。

1. 辨病与辨证相结合

李克勤教授治疗崩漏，首先强调辨病与辨证相结合，由于崩漏的发病具有急重的特点，若仅辨证论治而不结合辨病，必然延误病情，最终危及生命健康。李克勤教授认为，只有病证结合论治，才能全面兼顾到疾病的共性和特性，从而取得较好的临床疗效。

在中医辨证方面，李克勤教授遵循"治病必求于本"的原则，分析崩漏形成的不同病机，详审其因，细辨其证，总结出崩漏的四种证型，即冲脉血热证、寒凝胞脉证、气血亏虚证、瘀滞胞宫证。冲脉血热者，多表现为暴下不止，或淋沥不尽，血色鲜红或深红，质稠，唇红面赤，烦热口渴，大便干燥，舌质红，苔黄，脉数等；寒凝胞脉者，则多见出血量多少不定，淋沥不尽，血色淡，质清，面色晦暗，腰膝酸软，畏寒肢冷，小便清长，脉沉弦（紧）等；气血亏虚者，常表现为崩中暴下，继而淋沥，血色淡，质稀，面色无华，神疲乏力，便溏，舌淡，苔薄白，脉沉细等；瘀滞胞宫者，出血时有时无，淋沥不尽，血色紫黯，有血块，下腹不适，舌质暗，有瘀斑，脉弦细。

2. 衷中参西，中西医结合诊治

李克勤教授善用中西医结合方法诊治崩漏，她认为，中医病因病机与西医病理变化实际是一致的。如中医的"肾－天癸－冲任－胞宫轴"，即现代医学的"下丘脑－垂体－卵巢轴"，该系统不论在中医还是在西医均对女性的月经周期有着重要调节作用。由于崩漏的复杂性，单纯中医传统的诊断方法和中药在治疗时表现出了一定的局限性，故李克勤教授常常借助现代诊疗技术协助诊治，如 B 超、实验室检查、基础体温（BBT）测定、诊断性刮宫等，提高了诊疗的准确性及客观性。

在用药上，合理运用西医手段及西药速效之长以补中医中药治本缓慢之短，提高了临床疗效，常在运用中药的基础上加用西药，或是在采用西医治疗手段的基础上配合中药。

3. 出血期和血止后双重调治

李克勤教授认为，出血期和血止后需根据患者年龄、临床表现、辅助检查等确立不同的治疗方法。出血期止血，并纠正贫血；血止后调整周期，预防崩漏的复发。

三、治则治法

针对崩漏，其总体治则为"止血为要，治法兼顾"，并遵循明代方约之提出的"治崩三法"，即塞流、澄源、复旧。李克勤教授认为，治疗妇科出血性疾病，应针对各种疾病的病因病机，结合证候虚实及病情轻重辨证论治。崩漏的出血期，李克勤教授强调必须寓澄源于塞流之中，在固本澄源的基础上才能更有效地达到塞流的目的；血止后，以复旧为主，调整月经周期，但应以澄源为前提，即所谓"复旧要求因"，分别采取补虚、清热、化瘀等方法，并根据不同年龄，灵活运用补肾、扶脾、疏肝之法。

1. 出血期的调治

（1）中西医结合诊治

对出血期，先治其标，以塞流止血为要，或中西药止血，或手术治疗，待病情平稳后，再辨证施治以治其本。在止血的同时不忘补血，以顺应女性"以血为本"的特性。

李克勤教授在止血时，首先借助 B 超检查，并问明出血情况、月经情况等，了解患者子宫内膜的厚薄，再根据血红蛋白（Hb）水平判断其有无贫血倾向。对于内膜偏厚且体内有一定水平雌激素者，临床多运用孕激素与中药配合治疗，孕激素促使持续增生的子宫内膜向分泌期转化，停药后短期即有撤退性出血，促使内膜脱落，并联合中药起到相辅相成作用。有贫血倾向者同时予铁剂等纠正贫血。对于子宫内膜偏薄者，则在顾护气血的基础上辨证施治。

具体方法如下：内膜偏厚且 Hb > 80g/L 者，予黄体酮配合活血化瘀中药以促进内膜脱落；内膜偏厚且 Hb < 80g/L 者，考虑其存在气血亏虚，在使用黄体酮促使内膜脱落的基础上，根据患者的具体情况辨证施治，并予以铁剂、维生素 C 及叶酸等补血。若内膜偏薄且 Hb > 80g/L，则辨证施治即可；若内膜偏薄且 Hb < 80g/L，则需在中药辨证施治的基础上，再予以铁剂、维生素 C 及叶酸等，促进其气血的恢复。

（2）中医辨证施治

根据证型的不同，恰当运用清热凉血、温经助阳、益气养血、化瘀止血等法，可收良效。冲脉血热证，治以凉血止血，养血益阴，自拟清热止血汤加减治疗；寒凝胞脉证，治以温补脾肾、活血养血，实寒者选用温经汤（《妇人大全良方》）加减，虚寒者选用温经汤（《金匮要略》）化裁；瘀滞胞宫证，治以活血化瘀，固冲止血，自拟逐瘀止血汤加减；气血亏虚证，治以益气养血，调摄冲任，常选用补中益气汤或八珍汤化裁。

在中医辨治过程中，对于血热证、血瘀证的辨治充分体现了《傅青主女科》"止崩之药不可独用，必须于补阴之中行止崩之法"的理论；对于寒象明显，脾肾亏虚者，尊崇《兰室秘藏》"论崩主脾肾之虚，治法重在温补"的观点。

2. 血止后的调治

崩漏血止后的调理是治疗崩漏的关键，强调谨守病机，结合患者的年龄、体质情况，以澄源为主，以达到复旧的目的，促使月经恢复正常。李克勤教授此阶段擅用定经汤（《傅青主女科》）加减治疗。本方先后天同调，补肾、养肝、健脾三脏同治，兼以疏肝调气，开郁通经，以补助通，疏养兼施，依据女性的生理病理特点从整体论治，临床多获良效。

对于青春期崩漏，李克勤教授认为，此时期不一定有排卵，而是通过适当的补肾调周治疗，使得机体在自然状态下逐渐健全排卵功能，以防止崩漏复发；对于生育期崩漏，因患者有生育需求，故此年龄段妇女治疗重在促使卵泡发育并排卵，建立正常月经周期，以健脾补肾疏肝、固冲调经为要；对于围绝经期崩漏，临床以气血不足者多见，对此阶段则不要求其有正常月经或排卵，而是治以健脾益气养血，常以安老汤（《傅青主女科》）加减治疗，防止崩漏复发，并预防子宫内膜癌变。

四、临证用药

对于冲脉血热证，李克勤教授常予清热止血汤（经验方），本方组成：生地黄、玄参、麦冬、地骨皮、党参、黄芪、地榆、血余炭、马齿苋、益母草、仙鹤草、炒白术、升麻、蒲公英、醋煅紫石英、墨旱莲。此方为两地汤合举元煎加减而成，选用生地黄、地骨皮、玄参、麦冬滋阴血，清血热；党参、黄芪、升麻、炒白术益气升阳，固冲止血；佐以血余炭、仙鹤草、益母草收敛止血活血；蒲公英、马齿苋、地榆炭清热凉血止血；醋煅紫石英、墨旱莲补益肝肾，且墨旱莲尚有凉血止血之效。诸药配伍，针对崩漏血热妄行的病机，使血热得清，气血得补，崩漏得止。体现了"清凉折之"的治法，抑其沸腾之势，并佐以滋阴、固涩之品，寓澄源于塞流之内。

对于瘀滞胞宫证，李克勤教授则予以逐瘀止血汤（经验方），本方组成：当归、川芎、五灵脂、没药、丹皮、丹参、三七、艾叶、三棱、莪术、蒲黄等。胞络瘀滞，新血不守，当以祛瘀畅流为急务，但需加用止血药以平衡之。方中当归、川芎为君药，活血补血，理气调经；没药、丹皮、丹参为臣药，活血祛瘀调经；五灵脂、三七活血化瘀止血，"止血不留瘀，化瘀不伤正"；艾叶温经止血；三棱、莪术活血行气；蒲黄、五灵脂为失笑散，功能活血止血止痛。崩中下血，必然因"经脉中已动之血有不能复还故道者"而瘀滞冲任，故本方意在活血化瘀，止血调经，重用活血化瘀药并佐以固涩之品，以达去瘀生新、活血止血之效。

若畏寒肢冷，小腹发凉，加肉桂、炮姜温经通络；若经血色黯，血块多，伴腹痛，加桃仁，重用五灵脂、生蒲黄，活血化瘀止痛；若阴道流血气味腥臭，加红藤、败酱草清热解毒，祛瘀止痛；瘀久化热，经色鲜红，加用地榆炭、侧柏炭、贯众炭凉血止血。

复旧时根据年龄的不同，加减用药。青春期崩漏患者多由禀赋虚弱，肾气不足所致，则加炙龟甲、补骨脂、墨旱莲等益肾之品；育龄期妇女之血崩，多属体虚受邪，败瘀未净，可加血竭、失笑散；更年期多因命门火衰，脾阳失煦，而暴崩失血，可加龙骨、牡蛎、海螵蛸等固涩之品。

此外，李克勤教授还强调女性的情志调畅与生活调摄，嘱患者保持心情舒畅，注意保暖，清淡饮食，切勿贪凉饮冷和嗜食辛辣，少熬夜，保持规律作息。

五、验案举隅

1. 寒凝胞脉崩漏案

李某，女，42岁，已婚。初诊：2020年12月7日。

主诉：月经淋沥4个月。

现病史：患者既往月经规律，5/30天，无经行腹痛，经量、色、质可。半年前诊刮后月经按月至，但易淋沥，经期明显延长，15～20天，起初经量较少，色黯，经期第4～5天如常量，有血块，而后渐少，色黯，淋沥不尽，并伴有经前全身关节酸痛和乳胀。末次月经11月7日，月经周期31天，仍有少量阴道流血，色黯，至今未净。平素脾气急，畏寒，纳眠可，二便调。舌淡红，苔薄，脉弦。查体呈贫血貌。2020年12月7日查血常规示血红蛋白109g/L。

中医诊断：崩漏，证属寒凝胞脉。

治法：温经散寒，活血调经。

处方：温经汤（《妇人大全良方》）加减。

先服黄体酮胶囊，每次100mg，每日两次，连服五日，后服下方。

当归12g，川芎12g，牡丹皮12g，肉桂6g，赤芍15g，艾叶15g，醋莪术15g，川牛膝15g，蒲黄15g，燀桃仁12g，益母草30g，醋延胡索15g，盐小茴香9g，红花12g，乌药12g，醋香附10g。4剂，水煎，每日1剂，早晚分服。

二诊：2020年12月16日。服用前方，平妥。12月13日阴道流血如月经量，色质可，现未净，余无不适，脾气急，纳眠可，二便调。舌淡红，苔薄，脉弦。考虑患者月水已至，治宜调和脏腑气血，固本调经，用定经汤（《傅青主女科》）加减。

柴胡12g，菟丝子20g，熟地黄30g，茯苓20g，山药15g，当归12g，炒白芍15g，醋香附10g，淫羊藿15g，牡丹皮12g，栀子10g，郁金12g。7剂，水煎，每日1剂，早晚分服。

三诊：2020年12月28日。服用前方，平妥。12月21阴道流血干净。守方继服，上方6剂，水煎，每日1剂，早晚分服。

按语：《血证论》曰："女子胞中之血，每月一换，除旧生新，旧血即是瘀血，此血不去，便阻化机。"《景岳全书·妇人规》云："崩漏不止，经乱之甚者也。"崩漏的病因多样，病机复杂，累及多脏腑，变化多端，容易反复，为妇科临床常见病和疑难病。其病因可概括为虚、热、瘀，病位在冲任、胞宫，与肝、脾、肾三脏密切相关，脏腑功能失常、气血失调而致冲任损伤，胞宫藏泄失司是其病机。

治疗上，以"急则治其标，缓则治其本"为原则，灵活运用"治崩三法"，出血期以止血为先，塞流结合澄源；缓解期以调周为主，复旧结合澄源。

　　本案中年女性，半年前诊刮后月经易淋沥，经期明显延长（15～20天），起初经量较少，色黯，经期第4～5天如常量，有血块，而后渐少，色黯，经前全身关节酸痛和乳胀，畏寒，脾气急，舌淡红，苔薄，脉弦，诊为寒凝胞脉证。寒客胞宫，寒凝血瘀，血不归经，而见月经淋沥日久，量少色黯，有血块，畏寒；血瘀气滞，气血运行不畅，而见经前全身关节酸痛和乳胀。考虑患者阴道出血日久不止，且呈贫血貌，Hb109g/L，应以止血为先；考虑患者月经周期正常，月经周期31天，月经将至，应促使其子宫内膜顺利向分泌期转化，月经顺利来潮。治疗上中西医结合用药，西药使用黄体酮胶囊口服，中药治以温经散寒，活血调经，方用温经汤（《妇人大全良方》）加减。当归、川芎补血活血，理气调经，使补而不滞；赤芍、燀桃仁、红花、益母草、川牛膝活血祛瘀调经；蒲黄、莪术可增强化瘀通络之效；肉桂、盐小茴香、乌药温经散寒；艾叶温经止血；牡丹皮、赤芍活血化瘀，性寒又可制约温药之辛燥；因患者平素脾气急，加用醋香附、醋延胡索活血止痛，疏肝解郁，理气宽中。诸药合用，寒得散，瘀得去，气得通，血得和。

　　二诊时患者月经已至，余无不适。此时治宜调和脏腑气血，固本调经，促使月经恢复正常。方选定经汤（《傅青主女科》），肝、脾、肾三脏同调，资冲任，和气血，使胞宫藏泄有时。定经汤主治妇人经来断续，此患者阴道不规则流血即是如此。妇人以血为本，肝藏血，脾统血，为气血生化之源，肾精化血，且"经水出诸肾"，故肝、脾、肾三脏与女性关系密切。方中当归、白芍滋阴养血，活血调经；菟丝子、熟地黄补肾气，益精血；淫羊藿补肾助阳；山药、茯苓健脾以资气血；柴胡、醋香附疏肝解郁，理气宽中；牡丹皮、栀子、郁金清心除烦解郁。

2. 冲脉血热崩漏案

王某，女，27岁，未婚。初诊：2020年11月4日。

主诉：月经淋沥10余天。

现病史：患者月经尚规律，7/（30～40）天，经量、色、质可，无经行腹痛。末次月经10月21日，现月经周期第15天，无痛经，量多，色鲜红，质稀，至今未净。近期经常熬夜，面部痤疮增多，易烦躁，感乏力，纳可，二便调。舌红，苔白，脉弦。

中医诊断：崩漏，冲脉血热证。

治法：清热滋阴，止血调经。

处方：清热止血汤加减。

生地黄15g，玄参15g，麦冬15g，地骨皮15g，党参20g，黄芪20g，炒白术10g，升麻6g，地榆炭12g，血余炭12g，马齿苋30g，仙鹤草30g，醋煅紫石英30g，墨旱莲20g，蒲公英15g。7剂，水煎，每日1剂，早晚分服。

嘱患者监测基础体温。

二诊：2020年11月11日。服用前方，平妥。末次月经10月21日，现月经周期第22天，阴道流血量较前减少，色淡，现未净，余无不适。脾气急，纳眠可，二便调。舌红，苔薄，脉弦。

2020 年 11 月 11 日妇科超声（经阴道）检查：子宫内膜厚度为 0.6cm；右卵巢 2.9cm×2.2cm，最大卵泡直径 0.8cm；左卵巢 4.4cm×1.4cm，最大卵泡直径 1.0cm。双侧卵巢形态饱满，其内探及十余个直径小于 1.0cm 卵泡回声，沿被膜下排列。子宫直肠窝探及液性暗区，深约 1.5cm，内透声好。提示：双侧卵巢多囊样表现，盆腔积液。

守方继服。上方 6 剂，水煎，每日 1 剂，早晚分服。

嘱其继续监测基础体温。

三诊：2020 年 11 月 18 日。服用前方，平妥。阴道流血已净，因头痛就诊。

按语：《诸病源候论》云："非时而下，淋沥不断，谓之漏下。""忽然暴下，谓之崩中。"可见崩漏发病突然，区别于正常月经的本质在于经血非时而下。

本案青年女性，月经淋沥不尽 10 余天未净，色红，质稀，近期经常熬夜，面部痤疮增多，易烦躁，感乏力，舌红，苔白，脉弦，辨为冲脉血热证。经常熬夜，劳逸失度，导致气阴亏虚，冲任不固，则见经血量多，乏力；阴虚生热，热扰冲任，则月经淋沥，色鲜红，易烦躁；虚热上扰头面则生痤疮。治疗以塞流为要，结合澄源，以自拟清热止血汤加减清热滋阴，止血调经。

第二节　多囊卵巢综合征

多囊卵巢综合征（PCOS）以雄激素增多、无排卵和多囊性卵巢形态为基本特征，是最常见的妇科内分泌疾病之一。PCOS 可由下丘脑－垂体－卵巢轴调节功能异常导致，胰岛素抵抗是其主要表现之一。实验室检查常表现雄激素过多、雌酮过多、黄体生成素与卵泡刺激素比值（LH/FSH）增大、胰岛素过多等。病理表现为双侧卵巢均匀增大，为正常女性的 2 ～ 5 倍，呈灰白色，包膜增厚、坚韧，白膜下见 12 个以上直径为 0.2 ～ 0.9cm 的囊性卵泡。PCOS 患者子宫内膜受雌激素长期刺激，可呈现不同程度增生性改变，甚至呈不典型增生，长期无排卵增加子宫内膜癌发生率。

临床表现方面，患者之间个体化差异较大，主要有月经失调、不孕、肥胖、多毛、痤疮、黑棘皮症等，且流产风险及妊娠期糖尿病、妊娠期高血压、先兆子痫等妊娠并发症发生率增加，一定程度上提高了分娩困难的可能性；对子代亦产生一定负面影响，如新生儿窒息概率增加，神经管畸形、先天性心脏病等畸形风险增加，发生肥胖和代谢综合征的风险增加。除此之外，PCOS 可远期增加发生心血管疾病、非胰岛素依赖性糖尿病和子宫内膜癌等疾病的风险，严重影响女性身心健康。

根据主要临床表现，PCOS 可归属中医学"月经后期""闭经""不孕""癥瘕"等范畴。《素问·评热病论》指出："月事不来，胞脉闭也。"《医宗金鉴》云："女性不孕之故……或因体盛痰多，脂膜壅塞胞中而不孕。"《胎产要诀》云："若饮食失调，血气劳伤，或胎产、行经风寒相搏，或患怒伤肝，或郁结伤脾，以致月经不行，积聚成块，久则瘀滞盘牢，腹邪作痛，而为癥瘕矣。"历代医家从中医理论出发，对其病因病机进行了不同阐述。

一、病因病机

李克勤教授认为虚实皆可发为本病，虚者多因精亏血少，冲任血海亏虚；实者多为痰湿内生，或瘀血内停，或郁结化火，阻滞冲任血海。临床以肾虚、脾虚、肝郁、痰湿阻滞、气滞血瘀多见。

1. 肾虚

女子行经、受孕均以肾为根本，肾封藏、气化功能如常，冲任可固，则经水如期，利于胎孕。禀赋素弱，或少年肾气未充，或房劳伤肾，或惊恐伤志，或邪气损伤，致肾气不足，精亏血少，脉道涩滞，致月经后期、闭经、不孕；肾阳耗损，命门火衰，虚寒内生，冲任胞宫失于温煦，经脉失畅，或化气行水无力，津液代谢失常，聚湿成痰，滞于胞宫，故见经血迟至、经行不畅或不孕；肾阴不足，胞宫失养，血海不充，亦可致上述诸疾。

2. 肝郁

肝藏血，为血海，主疏泄，与冲任二脉相通。肝气调畅，疏泄正常，血海按时满溢，经至如期。若情志忿郁不舒，致肝气疏泄不及，冲任失调，血海蓄溢失常，气血运行不畅，导致月经后期或者闭经；肝气郁结，郁久则化火，湿热互结，致气血不和，见月经失调、不孕，上输于头面，可见痤疮。此外，肝郁乘脾，脾失健运，水谷精微运化不利，难以化精为血，反聚而生湿，下趋任带二脉，蕴而生热，湿热蕴结，亦可致闭经、不孕。肝肾同源，肝郁则肾精不得泄，亦可发为不孕。

3.痰湿阻滞

脾游溢精气，喜燥恶湿，易为水湿所困。素体肥胖，或恣食肥甘厚味，或饮食不节，损伤脾胃，或素体脾虚，水液运化无力，湿聚成痰，经脉受阻，而致经血不调、不孕。百病多为痰作祟，痰为秽浊之邪，影响津液代谢，积聚日久，致气机升降失常，阻碍气血运行。痰随气行，无处不到，阻滞冲任，气血运行不畅，致月经后期乃至闭经。痰湿内生，化为脂浊积于体内，犯溢肌肤，久则发为肥胖、痤疮、多毛。

4.气滞血瘀

女子以血为本，经、带、胎、产均离不开气血的充养。血行顺畅，女子冲任二脉得养，则血海定期充盈，月经如期而至，胞脉得血养，则能摄精成孕。瘀血阻滞冲任二脉，血随气郁，郁久成瘀，瘀阻冲任、胞络，影响胞宫、胞脉功能，故月经后期不行、量少稀发、不孕等。气机郁滞，既影响肾水，又影响脾土；血瘀日久，气血不和，久病及脾肾，脾肾亏虚，则无力促进卵泡生长、发育及排出。

二、临证思路

PCOS 常见于青春期、育龄期女性，可涉及全身多个系统。李克勤教授在诊治 PCOS 月经失调、不孕患者的过程中，根据患者病因病机、临床表现及不同的需求给予相应的治疗方案。在疾病过程中，先天因素、后天因素及情志差异均可对患者造成不同程度的影响，应予以针对性治疗，并重点关注患者就诊的首要诉求。

1. 先天因素

先天因素归于肾。肾在 PCOS 中发挥的作用主要是基于其藏精的功能。肾精，乃禀受于父母，与后天水谷精微融合而成，肾具有生成、贮藏和施泄肾精的能力。肾为天癸之源，肾气盛，天癸至，月事以时下，经调而有子嗣；肾为冲任之本，肾经与冲脉下行支相并，与任脉交会于关元，冲任通盛以肾气盛为前提，任通冲盛，方可经调子种。肾为气之根，肾气盛，则气血充和，经行有源，胎孕得养。若先天禀赋不足，肾精亏虚，精不化气，肾气不足，精血匮乏，冲任亏虚，血海不能按时满溢，遂致月经后期、量少，甚至闭经；或冲任虚衰，胞脉失于温煦，难以摄精成孕，导致 PCOS 的发生。故对于先天不足者，重在滋肾补肾，明辨虚实阴阳，予以补肾填精，滋阴助阳。

2. 后天因素

后天因素究于脾。脾为后天之本，气血生化之源，其主运化，具有统摄血液之权。脾气健运，运化输布水液，脉道通，血行畅，血旺而经调。若素体肥胖，或恣食肥甘厚味，或饮食不节，损伤脾胃，导致脾失健运，痰湿内生，下注胞宫，而见月经愆期；若脾阳不足，失于温煦，水液代谢失常，湿聚成痰，痰湿脂膜下注，壅塞冲任，气血运行受阻，血海不能按时满溢，遂致月经后期，甚至闭经。故脾虚、痰湿壅滞者，予以健脾法，或健脾养血，或健脾除湿，或健脾升阳，或补气摄血。

3. 情志因素

情志是包括七情在内的所有情志特征与属性的抽象和概括，是人类对外界刺激的精神反应，亦是脏腑功能活动的情志体现。情志不和，最易导致气血失衡、肝脏功能失调，而出现月经不调、不孕等妇科疾病。随着生活压力的增大与社会节奏的加快，许多女性常有急躁忿郁之症。现代研究认为，肝郁等情志因素可影响下丘脑 - 垂体 - 卵巢轴的分泌功能，导致排卵障碍和内分泌功能紊乱，进而导致 PCOS 的发生。故情志致病者，因肝气郁结，气血失和，郁久易化热，治当以疏肝解郁、养血柔肝为主，辅以清热利湿。

三、治则治法

PCOS 的发生与肝、脾、肾三脏关系密切，临床常分为肾虚、痰湿阻滞、肝经湿热、气滞血瘀等证型辨证论治。本病治疗重在促进排卵，使其恢复正常月经周期，以助妊娠。虚者补肾滋肾，补气健脾，不可妄行攻破，以防耗伤精气；实者除湿化痰，或行气活血，或清肝经湿热，不可一味滋补，以免阻滞经脉气血；虚实夹杂者，攻补兼施，随证治之。此外，还应注意生活方式及情志调节，肥胖者应控制体重。

四、临证用药

1. 肾虚

肾虚者，治宜益肾调冲，方以归肾丸加减。偏肾阳虚者，予右归丸、当归地黄饮加减，加紫石英、淫羊藿等补肾阳，暖胞宫；偏肾阴虚者，予六味地黄丸、左归丸加减，加黄精、柏子仁、石斛以滋肾阴，填精血。肾虚兼有痰瘀，治疗以补肾温阳、填精养血治其本，祛瘀化痰治其标，加茯苓、苍术、半夏等以健脾气、祛痰湿。

2. 痰湿阻滞

痰湿阻滞者，治宜燥湿化痰，活血调经，方选苍附导痰丸加减。苍术、茯苓燥湿化痰，陈皮、香附理气以助湿化，黄芪补气以利祛邪，加桃仁、当归、红花、夏枯草等通经活络，活血调经。

3. 气滞血瘀

气滞血瘀者，治宜理气活血，祛瘀通经，方用膈下逐瘀汤、开郁种玉汤、通任种子汤、香棱丸、桂枝茯苓丸、血府逐瘀汤等。香附、枳壳、乌药、陈皮等可理气调经，当归、川芎、桃仁、红花等活血祛瘀，丹皮、连翘等清热，防瘀久化热。

4. 肝经湿热

肝经湿热者，治宜泻肝清热，除湿调经，方选龙胆泻肝汤加减。龙胆草苦寒，专入肝经，善泻肝经实火、除湿热；栀子泻火除烦，清热凉血；黄芩、车前子、泽泻等亦可清热利湿；当归、柴胡疏肝养血，使肝体得养，肝用得疏。痤疮明显者，加连翘、桑白皮清肺热。此证应用苦寒之品较多，易伤脾胃，故不宜久服。

李克勤教授认为，临床观察子宫与卵巢体积的比例很重要，"大卵巢、小子宫"的患者促排卵治疗，常常无效。此种情况，中医辨证属痰瘀互结，然而其根本为肾虚。先天禀赋不足，或房事不节，或惊恐伤志，或邪气损伤，造成肾的生理功能失常，致使肾的阴阳失衡，生精化气生血功能不足，天癸的产生与泌至失调，冲任失养或不畅，均可导致月经失常和不孕。且"五脏所伤，穷必及肾"，肾中精气亏虚，可影响天癸的泌至及冲任的通盛，精血匮乏，可致闭经、不孕；肾阳耗损，命门火衰，虚寒内生，有碍气化与升腾，以致发生气血、冲任、胞宫失煦，脉失流畅，导致生殖机能减退，而见性欲降低、月经后期或不行、宫寒不孕；肾阴亏虚，精血不足，冲任胞宫失养，可致月经后期、月经量少、闭经，从而影响孕育。

另外，治疗PCOS还要注重活血。李克勤教授认为，"精血互化"，血液运行濡养作用依赖肾精元气的蒸腾气化推动。肾中阴阳相配，体用和谐，阴精充沛，温煦有源，促使气化有常，气血旺盛流畅。肾精不足，则气化无力，温煦乏源，无力温煦、推动、激发脏气，以致气化不利，气机升降出入失常，血失流畅，脉道涩滞乃至血瘀。临证可见经色暗、有血块、小腹胀痛、舌黯脉涩、少腹癥块（增大的卵巢）等血瘀之象。此类患者，李克勤教授常在辨证基础上加桃仁、红花、当归、川芎，卵巢增大明显者加三棱、莪术以活血消癥。

附 高泌乳素血症

高泌乳素血症是指外周血中泌乳素（PRL）高于 23mg/mL，其可抑制下丘脑、垂体促性腺激素的分泌，进而导致下丘脑-垂体-卵巢轴的功能紊乱，出现月经稀发、溢乳，甚至闭经、不孕等症状，临床辅助检查可发现黄体不健、排卵障碍等，目前现代医学采用溴隐亭治疗。李克勤教授采用疏肝补肾、活血通络之法，以归肾定经汤加味治疗高泌乳素血症 34 例，疗效甚佳。

归肾定经汤组成：熟地黄 24g，山药、山萸肉、菟丝子、杜仲、枸杞子各 15g，当归、茯苓、柴胡、芥穗、白芍各 12g。

闭经或月经稀少者，加桃仁、红花、牛膝、泽兰各 12g；溢乳者，加炒麦芽 60g；肥胖者，加苍术、香附、半夏、陈皮各 12g；习惯性流产者，合用归肾寿胎丸加减。

34 例均为女性，年龄 20～46 岁。治疗前，月经稀发者 22 例，闭经 9 例（原发性闭经 3 例，继发性闭经 6 例），3 例尚有规律的月经但量少；已婚不孕者 17 例（原发不孕 11 例，继发不孕 6 例），习惯性流产 4 例；合并卵巢早衰 4 例；溢乳

者 2 例。月经稀发并闭经的 31 例患者经治疗后，月经恢复 26
例（84%），恢复时间最早服药 2 周，最长为 2.5 个月；闭经
不孕的 9 例患者中，待月经周期规律后随即妊娠者 2 例，2 个
月经周期后加用促排卵药物即妊娠者 3 例；2 例溢乳者用药后
溢乳消失；习惯性流产者 4 例中，经中药保胎成功 1 例。治疗
前，34 例患者血清 PRL 平均值为 56.2mg/mL，治疗后，降至
正常者 30 例（88.26%），PRL 平均值为 20.3mg/mL，与治疗
前相比，治疗后 PRL 平均值降低 35.9±24mg/mL。

　　李克勤教授认为，本病的发病机理为肝郁及肾，精血亏
虚。肝为血海而主疏泄，肾主胞宫而藏精血，肝肾同源，精血
互生，肝郁则疏泄失司，血海失调，肾虚则精血失化而胞宫失
养，故经来量少，经行后期，甚则闭经不孕。且乳头属肝。肝
郁疏泄失常，气血逆乱，血不循常道下归血海，随肝气上逆
乳房化为乳汁，故见闭经、溢乳。本证治疗关键在于疏解肝
郁，滋养肾精。李克勤教授以《傅青主女科》定经汤与《景岳
全书》归肾丸加减，名为归肾定经汤。方中以柴胡、芥穗疏肝
解郁，当归、白芍养血柔肝，熟地黄、山萸肉、枸杞子滋养肾
精，菟丝子、杜仲补益肾气，山药、茯苓健脾，肝气调达，经
期可定，精血得养，经血自充。该方能够调整垂体内分泌功
能，从而抑制泌乳细胞的过度分泌，达到降低 PRL 的治疗目
的。故服用该方后血清 PRL 值明显下降，垂体对雌激素的调
节恢复，月经、排卵、生育功能随之恢复正常。

第三节 痛 经

痛经为最常见的妇科症状之一，指经期或经行前后出现下腹疼痛、坠胀，或伴有腰酸或其他不适。西医妇产科学将痛经分为原发性痛经和继发性痛经，前者被认为与体内激素的变化有关，后者则多由盆腔内器质性病变所引发。

《金匮要略》云："带下，经水不利，少腹满痛，经一月再见者，土瓜根散主之。"此为古籍中最早关于痛经的论述。《华佗神方》首次明确"痛经"的定义："妇人行经时，腹痛如绞，谓之痛经。""痛经"之谓，诸家所述各不相同，如"月水来腹痛""经来腹痛""经期腹痛""经行腹痛""经前腹痛""经后腹痛""杀血心痛"等。至清代，沈金鳌在《妇科玉尺》中言："至如痛经一症，乃将行经而少腹腰腿俱痛。"其描述与现代医学基本一致。

现代医学研究发现，痛经的发生与子宫收缩异常、内分泌水平变化及其他因素有关。痛经时宫腔内基础张力、收缩频率较正常月经升高，且变为不协调或无节律性的收缩，子宫过度痉挛，造成子宫缺血，进而导致痛经发生。有研究发现，痛经的发生与子宫内膜合成及释放过多前列腺素有关。在孕激素的作用下，分泌期子宫内膜能够合成较多前列腺素，伴随月经期子宫内膜破碎，前列腺素释放，与血液中的前列腺素共同作用于子宫肌肉和血管，引起子宫收缩。若前列腺素过多，将引起子宫强烈收缩，因痉挛性收缩而产生疼痛。过多的前列腺素进入血液循环时还可引起胃肠道、泌尿道和血管等平滑肌收缩，所以往往痛经较重时可伴有腹泻、恶心、呕吐、头晕、晕厥等症状。

一、病因病机

痛经的发生与行经前后人体内的冲任、气血、胞宫等的生理变化密切相关，其总病机不离"不荣则痛""不通则痛"。受多种致病因素的影响，冲任不畅，瘀血阻滞，气血不通，发为腹痛；或冲任、胞宫失于濡养，气血不荣，经期更甚，而见腹痛。关于痛经的病因病机的描述，张仲景认为，痛经发生源于寒凝血瘀，并提出使用土瓜根散活血化瘀以治之。《诸病源候论》指出："月水来腹痛，由劳损气血……受风冷之气……故令痛也。"劳倦耗伤气血，感受风寒之邪，使冲任受损而产生痛经。至宋代，齐仲甫《女科百问》在《诸病源候论》的基础上提出，在月经将行之际，气血不足或感受风冷之邪，使"经欲行而痛也"。在《妇人大全良方》中，陈自明指出，痛经的发生，或因于虚，或因于寒，或因于血结，或因于气郁。《普济方》认为，痛经的主要病机为"气血不利"。在《证治准绳》中，王肯堂指出，痛经有气滞血瘀、血气不足、寒客血滞、由热转寒之分。《格致余论》以疼痛时期辨痛经虚实："将行而痛者，气之滞也；来后痛作者，气血俱虚也。"《景岳全书·妇人规》对痛经的病因病机进行了较为系统、全面的叙述，包括热蕴、寒凝、血瘀、气滞、气虚、血虚。至清代，医家对痛经的发病机制有了进一步认识。如《医宗金鉴》指出，痛经有寒热虚实之不同，"腹痛经后气血弱，痛在经前气血凝，气滞腹胀血滞痛，更审虚实寒热情"。《傅青主女科》指出，经期感受风寒、肝郁火旺、肝郁气逆、肾虚肝郁、下焦寒湿均会引起痛经的发生。

二、临证思路

1. 四诊合参，审证求因

李克勤教授认为，可依据患者的疼痛性质及疼痛出现时间辨明虚实，此为治疗痛经之首要条件。经前及经期腹痛、拒按者为实，经净时腹痛、喜揉喜按者为虚。寒热之辨，为临证用药依据。阳气不足或外感寒邪者，小腹冷痛，得热痛减，为寒证；阴虚内热，或热邪侵袭者，下腹灼痛，得凉则舒，为热证。

痛经患者腹痛多为冷痛，喜温喜按，且伴畏寒、肢冷、腰膝酸软、倦怠乏力等虚寒性症状。多数患者经色偏暗，夹血块，且块下痛减，此为实证。李克勤教授认为，本病的发生并非单纯实证或虚证，往往虚中有实，虚实夹杂。故临床治疗应动静结合，灵活用药。

2. 脾肾为本，重视肝脏

李克勤教授根据各脏腑的生理功能、病理特点对证候进行定位，她认为痛经的发生与肾、脾、肝三脏相关最为密切。"诸寒收引，皆属于肾。"肾阳为一身之原阳，若肾阳不足，命门火衰，内生虚寒，血失温运，迟滞成瘀，瘀阻胞宫，引发痛经。脾为后天之本，脏腑百骸赖脾之濡养，若脾虚失养，则五脏皆虚，则见"不荣则痛"；若脾阳虚衰，失于温运，血为寒凝，胞脉瘀阻，亦可见"不通则痛"。肝主疏泄，若疏泄失司，血为气滞，瘀阻冲任，下行胞宫不畅，引发痛经。肝藏血，脾统血，且生化气血，此二脏与血液生化运行息息相关。肝肾同源，精血互生，藏泻互用。先天生后天，后天养先天，肾阳与脾阳相互影响，互为依存。此三脏在生理、病理上常相互影响，与痛经的发生密不可分。

李克勤教授发现，痛经患者多为阳虚血瘀证。其核心病机为阳虚内寒，瘀血阻滞，其中以脾肾阳虚为本，瘀血阻滞贯穿始终。经前期及经期治疗以化瘀止痛、温补脾肾为主，促使瘀血排出止痛以治标，又重视脾肾之温养以治本，标本同治，使气血和顺，症状得缓。

三、治则治法

1. 分期论治，标本兼顾

李克勤教授提倡治疗痛经，应根据月经前后的气血阴阳不同变化，顺应女性的生理周期，分期论治。法随证立，治疗时需根据证型的不同，分清虚实主次，先后缓急。治疗中亦不可忽视固本的重要性。在止痛的同时需根据不同病因病机施以温补脾肾、理气行滞、清热除湿、温经散寒、益气养血、滋补肝肾等方法。因阳虚血瘀证为临床最多见的证型，故以阳虚血瘀证为例阐述。经前期为阳长的高峰期，阳盛则开，经期血海由满而溢，去旧复新。因瘀血贯穿本病的始终，引发疼痛，经前及经期应顺应女性生理变化特点，因势利导，需活血化瘀，促进瘀血排出以止痛。但在活血化瘀止痛的同时需兼顾固本，补益脾肾之阳气，使阳气得生，瘀血得化。化瘀而不伤正，温补而不留瘀，标本兼顾，可增强疗效。李克勤教授还强调经前为控制疼痛最为关键的时期，故在经前1周开始口服汤药，既可阻止瘀血进一步产生，又能促使已经生成的瘀血随经水顺畅排出。经后期则强调求因治本，调和全身气血阴阳，从根本上消除病因，方可使疾病痊愈。

2. 用药纯和，行而兼补

谨守病因病机，方从法立。李克勤教授认为，痛经全实者少，虚实夹杂、因虚致实者多。实为血瘀，虚为脏腑亏损，故治疗时用药常行而兼补。临床用药以温性为主，活血化瘀止痛效佳，又兼补益脾肾、温通之功。通补兼施，寓补于通，化瘀不伤正，补益不留瘀，使寒凝得温则化，气血得温则行，并根据患者具体症状进行加减治疗兼症。

四、临证用药

李克勤教授治疗痛经，以温经活血、化瘀止痛为主，常用温经汤、少腹逐瘀汤加减。两方集活血化瘀药物及温经散寒药物于一体，既可活血止痛，又可散寒止痛，标本兼顾，是治疗继发性痛经行之有效的方剂。

温经汤是现代临床用于治疗冲任虚寒、瘀血阻滞型痛经的常用方剂，最早出自《金匮要略》，组方为吴茱萸、当归、川芎、芍药、人参、桂枝、阿胶、牡丹皮、生姜、甘草、半夏、麦冬，常用于虚寒痛经。在《妇人良方大全》中也有温经汤的记载，其言："寒气客于血室，血凝不行，结积血为气所冲，新血与故血相搏，所以发痛。宜温经汤：当归、川芎、芍药、桂心、莪术、人参、甘草、牛膝、牡丹皮。"此温经汤偏于温经散寒，活血调经，宜用于实寒证。李克勤教授常将两方糅合运用，行滞祛瘀与养血生血并重。方中吴茱萸、桂枝温经散寒，通利血脉，共为君药；当归为血中之气药，补血、活血、和血兼具，白芍养阴敛阴，柔肝止痛，为血中阴药，善于静而敛阴，二者一动一静，有养血理血之效；川芎亦为血中之气药，辛香行散，温通血脉，活血之瘀，行气之郁；丹皮味苦辛、性微寒，与当归、川芎配伍，增强活血祛瘀之功；半夏辛温而燥，通降胃气而散结，因冲任二脉均与足阳明胃经相通，故半夏有助于祛瘀通经；生姜，温胃降逆而散寒，可发挥健脾和胃之功效；人参、甘草益气健脾，以资生化之源，使气旺血足，以资气血，同时甘草又具有缓解止痛之功；阿胶养肝血滋肾阴，具有养血止血润燥之功，麦冬能养阴清热，二者合用，养阴润燥，并制约吴茱萸、桂枝之温燥；甘草具调和诸药之能，兼为使药。诸药合用，共奏温经散寒、活血化瘀之功。

　　少腹逐瘀汤出自清代王清任《医林改错》。方中小茴香、肉桂、炮姜为君药，可温经散寒，通达下焦；蒲黄、五灵脂、元胡、没药为臣药，可利气散寒，消肿定痛，活血祛瘀，散结止痛，其中蒲黄生用，重在活血祛瘀，灵脂炒用，重在止痛而不损胃气；当归、赤芍、川芎为佐药，可养营活血，当归、川芎乃阴中之阳物，血中之气药，配合赤芍可活血行气，散滞调经。诸药合用，能温经散寒，活血祛瘀，气行则血行，使子宫气血调和，通则不痛。

李克勤教授在治疗痛经时，注意应用补肾药物，如仙茅、淫羊藿等。"附子无干姜不热"，合用附子、干姜以增强温阳之功。瘀血重加三棱、莪术。腹痛甚加元胡。对于顽固性腹痛，加用九香虫，以增强止痛之功。

五、验案举隅

刘某，女，23岁。初诊：2019年2月13日。

主诉：经行腹痛1年余。

现病史：患者月经规律，周期28天，量色可，5天净。1年余前经期涉水后出现经行腹痛，需服布洛芬止痛，月经量较前减少，色暗，有血块。末次月经2019年1月20日。平素手足不温，纳眠可，二便调。舌质暗红，有瘀斑，苔白，脉细涩。

2019年2月13日妇科彩超检查子宫及附件未见异常。

诊断：经行腹痛，寒凝血瘀证。

治法：温经散寒，化瘀止痛。

处方：吴茱萸6g，桂枝12g，党参15g，当归12g，川芎12g，桃仁12g，红花12g，法半夏6g，牡丹皮12g，麦冬12g，熟地黄15g，小茴香6g。10剂，水煎，每日1剂，早晚分服。

二诊：2019年2月25日。末次月经2019年2月19日，痛经明显缓解，未服止痛药，经量较前增多，血块减少，手足不温改善。舌暗红，苔薄，脉细。

上方加九香虫10g，嘱经前1周服用。

按语：本病以"不通则痛""不荣则痛"为主要病机。实证者一般由于寒凝血瘀、气滞血瘀、湿热阻滞等导致胞宫气血运行不畅，出现"不通则痛"；虚证者主要由于气血虚弱、肾气不足导致胞宫失于濡养，出现"不荣则痛"。本案患者经期涉水后出现痛经，手足欠温，为寒客冲任二脉，血为寒凝，瘀滞冲任，气血运行不畅，月经来潮时，气血下注冲任，胞脉气血壅滞，而致腹痛。故治疗以温经散寒、化瘀止痛为主，佐以补气养血，方选温经汤加减。二诊时患者痛经、经量改善，加九香虫以助温阳活血止痛。此方含散寒、养血、活血三法，扶正与祛邪兼施，使寒邪得去，经血得养，痛经得缓。

第四节　经前期紧张综合征

经前期紧张综合征（PMS）是妇科临床中的常见疾病，指反复在黄体期周期性出现以躯体、情感、行为障碍为特征的综合征，月经来潮后，症状自然消失。多见于25～45岁女性，在月经来潮前3～14天出现，症状轻重差异显著，常常影响患者工作与生活，其主要症状可归纳为：①躯体症状：如头痛、背痛、乳房胀痛、腹部胀满、便秘、肢体水肿、体重增加、运动协调功能减退；②精神症状：如易怒、焦虑、抑郁、情绪不稳定、疲乏，以及饮食、睡眠、性欲改变，易怒是其主要症状；③行为改变：如注意力不集中、工作效率低、记忆力减退、神经质、易激动等。

严重 PMS 患者，有明显的精神症状，以焦虑居多，约35%患者有抑郁症状，甚至有自杀念头。当患者出现严重经前期症状，即经前期焦虑障碍（PMDD），需要临床干预。

经前期综合征散见于历代医籍中，因表现不同而有不同名称，如"经行头痛""经行身痛""经行乳房胀痛""经行感冒""经行发热""经行口糜""经行泄泻""经行浮肿""经行神志异常"等。《女科精要·经病门诸论》云："有妇人经行必先泻二三日，然后经下，诊其脉皆濡弱者，此脾肾两虚也。盖脾统血，经水将行，脾气营运，血海不能渗湿固中矣。肾主禁固，月事应时而下，癸元消耗于中，而失禁固之权矣。"《叶氏女科证治·经来狂言谵语》云："经来怒气触阻，逆血攻心，不知人事，狂言谵语，如见鬼神。"

一、病因病机

李克勤教授认为，本病病因病机复杂，主要是气血失调，脏腑功能紊乱，涉及肝、肾、脾、胃、心等诸脏腑，多见肝郁、脾虚、肾虚、血瘀、阴虚、痰火等，其中以肝郁最为常见。

《灵枢·五音五味》云："妇人之生，有余于气，不足于血。"适逢经前阴血下注胞宫，全身阴血更加不足，导致脏腑失于濡养，而月经过后，阴血渐复，冲任平顺，症状遂消失。

若患者平素易激动抑郁，则气机不畅，肝郁气滞，或肝阳上亢，出现经前乳胀、胸胁胀痛、经前头痛、急躁易怒等症。经前为阳长之时，若阳长不足，肾阳亏虚，则气化无力，亦可致肝气不舒，肝失疏泄。肝郁化火，又可损伤肾阴，肝肾阴虚，出现口干口渴、手足心热等症。肝气犯脾，脾失健运，水湿运化失常，痰湿阻滞，出现经前水肿、便秘等症。心神不宁，耗伤心气，心血亏损，出现失眠、抑郁等症。经前气血变化急骤，加之体质、致病因素的影响，故此时容易导致疾病发生。

二、临证思路

女子以肝为先天，以血为本，以气为用。李克勤教授认为，本病辨证多与肝、心、脾、肾四脏有关，多责之于肝。肝藏血，主疏泄，肝气疏泄功能正常，气机通畅，气血调和，经络通利，对女性月经的作用尤为重要。《丹溪心法·六郁》云："气血冲和，百病不生，一有怫郁，诸病生焉。故人身诸病，多生于郁。"随着经济、社会发展，女性心理、精神压力逐渐增加，这些无不影响其情志活动。李克勤教授在临床中发现，经前期紧张综合征以肝郁气滞证最为常见，其次还可见肝郁化火、肝肾阴虚、脾肾阳虚、血瘀气滞等。李克勤教授治疗本病，根据患者出现的症状，与月经的量、色、质，舌脉及身体状况等，辨明寒热虚实。并强调经前期紧张综合征症状繁多，更须抓住主症，把握要点，将辨病与辨证相结合。对于病程久的患者，李克勤教授还注意平素调整机体内环境，整体调节，稳定气血阴阳平衡，体现治病求本的思想。

三、治则治法

李克勤教授认为，西医治疗以减轻或缓解症状为目的，主要是药物治疗，如激素类、避孕药、抗焦虑药、抗抑郁药等，可以暂时缓解患者的症状，但是不能从根本上治疗，远期疗效不肯定且复发率高，还可能损伤患者胃肠道及肝肾功能。中医治疗安全性较高，毒副作用较小，可防治结合，标本兼治。

李克勤教授治疗时以"急则治其标、缓则治其本"为原则，调肝、脾、肾及冲任、气血为主，尤以调肝为要。经前治其标，缓解症状；平时辨证求因以治其本，使脏腑协调，气血和顺，冲任相资，诸症自除。根据患者具体证候，分别采用疏肝解郁、调畅气血，补益先天、填精益髓，化痰除湿、活血化瘀，温补阳气、健脾益肾等法。

除了服用药物治疗，李克勤教授还常配合外治法，例如：针刺治疗，主要以辨证取穴及随症取穴为主，多取头部及肝、脾、肾、心经的穴位，如太冲穴、血海穴、三阴交以调和气血，平衡阴阳。耳穴疗法，主要是整体调节神经内分泌系统，取心、肾、内分泌、神门、内生殖器穴。头皮针、火针、刺络放血、穴位埋线、穴位注射等方法亦有显著疗效。

经前期紧张综合征与精神、体质、环境等因素密切相关，李克勤教授认为，女性多性格内向安静，精血不足，易被七情所伤，出现忧思焦虑、抑郁不安等症状。怒为肝志，首先伤肝，情志不遂，最易影响肝的疏泄功能，使肝气郁结。且在临床中发现，有压抑、焦虑、抑郁、烦躁不安等负面情绪的女性更易患病。因此，李克勤教授在治疗本病时，特别重视患者的精神心理状态，嘱患者保持积极良好的心态，避免负面情绪刺激。多到户外活动，积极锻炼身体，调整生活方式，增强体质，注意劳逸结合。低盐低脂清淡饮食，调整生活状态，保持良好的生活作息方式。这些都有利于经前期紧张综合征的防治。

四、临证用药

临床用药，李克勤教授注重调理气血，疏肝理气，同时兼顾与脾、肾、心等脏腑的关联。症见胸胁胀满，烦躁不安，精神抑郁，乳房胀痛，心烦性急，舌红，苔黄，脉弦，乃肝郁气滞者，常用柴胡、枳壳、炒白芍、当归、川芎、玫瑰花、青皮、佛手、香附等。症见月经量少，腰膝酸软，头晕心慌，耳鸣，健忘，烦躁易怒，神志不安，注意力不集中，舌淡，苔少，脉弦细，乃肾精亏虚者，常用熟地黄、巴戟天、肉苁蓉、女贞子、续断、枸杞子、制首乌等。症见精神抑郁，喜悲伤，嗜睡，易疲劳，头痛头胀，头重如裹，四肢乏力，肢体沉重，时常水肿，面色不华，经量一般，带下量多，舌黯，舌体肥大，有齿痕，苔腻，脉弦滑，乃痰瘀阻滞者，常用半夏、陈皮、茯苓、枳壳、薏苡仁、泽兰、猪苓、丹参、益母草、赤芍、白术等。若乳房胀痛明显，甚至有结节，可加路路通、橘核、夏枯草；若口干口苦，大便秘结，可加黄芩、野菊花、大黄；若失眠健忘，注意力不集中，情绪压抑，可加合欢花、石菖蒲、远志；若痛经，经色紫暗，夹有血块，可加桃仁、红花、赤芍；若惊悸，失眠，心神不安，可加龙骨、牡蛎、夜交藤；若四肢乏力，动辄气喘，心悸怔忡，可加太子参、红景天、党参；若胸闷心慌，失眠健忘，可加炒酸枣仁、合欢花、茯神。

五、验案举隅

案例 1

华某，女，45 岁，个体经营者。初诊：2021 年 1 月 6 日。

经前双乳疼痛半年余。双乳疼痛与情绪变化有关，烦躁易怒，口苦，常熬夜，月经偶有少量血块。舌红，苔薄，脉弦。

此乃肝郁气滞，郁久化火之证，法当疏肝理气，解郁清热。

处方：柴胡 12g，醋莪术 15g，盐橘核 15g，郁金 12g，醋香附 12g，炒王不留行 10g，蒲公英 15g，刘寄奴 20g，艾叶 15g，浙贝母 15g，夏枯草 15g，路路通 20g，炒川楝子 10g，醋延胡索 15g，醋青皮 12g。颗粒剂，每日 1 剂，开水冲化，早晚分服。嘱经前 1 周服用。

复诊：2021 年 1 月 15 日。双乳疼痛减轻，偶有心烦不安，无口苦，月经偶有少量血块。舌红，苔薄，脉弦。治当疏肝理气，养血活血，予红花逍遥片，一次 3 片，每天 3 次。

2021 年 2 月 10 日电话随访，经前双乳疼痛症状明显改善，嘱继服红花逍遥片，避风寒，节饮食，畅情志，适劳逸。

按语：李克勤教授认为，经前乳房胀痛多因七情内伤，肝气郁结，气血运行不畅，乳络不通所致。女子以肝为先天，肝主疏泄，体阴而用阳，宜升发而疏散。若忧思郁闷，肝失调达，气血周流失畅，乳络不通，则可见经行乳房胀痛、胸闷胁痛等症。本案乃肝郁气滞，郁久化火之证。以柴胡畅达肝气，疏肝解郁。香附调经理气，疏肝解郁，可平肝气之横逆，是妇科调经之要药。莪术、川楝子、延胡索、青皮增强行气止痛的功能；郁金活血止痛，行气解郁；蒲公英清热解毒，消痈散结之效强；刘寄奴活血通络；艾叶入肝经，可温通经脉；浙贝母清热散结；夏枯草清肝胆郁热，与路路通、橘核、王不留行共有通络散结之效。全方疏肝理气，解郁清热，佐以通络散结之品，以达到气机通畅，气血调和。红花逍遥片补肝体，助肝用，行气通滞，养血活血，气血兼顾，肝脾同治，使肝体得畅，血虚得养，脾虚得补。同时节饮食、畅情志、适劳逸，疗效方能事半功倍。

案例 2

王某，女，41 岁，职员。初诊：2020 年 7 月 6 日。

经前泄泻半年。经前腹痛，痛时即泻，泻后痛减。月经规律，30 天一行，5～6 天干净。末次月经 6 月 17 日，月经周期 20 天，经量较少、色暗，有血块，痛经，经前 1 周乳胀痛，平素脾气急躁，心烦易怒，神疲倦怠，纳呆食少，小便可，舌红，苔白，脉弦。

此乃肝郁脾虚之证，治当疏肝养血，健脾除湿。

处方：柴胡 15g，当归 15g，白芍 15g，陈皮 15g，炒白术 20g，党参 20g，山药 20g，木香 10g，砂仁 10g，茯苓 10g，防风 10g，玫瑰花 10g。颗粒剂，7 剂，经前 1 周服用，每日 1 剂，开水冲化，早晚分服。

复诊：2020 年 8 月 2 日。经前泄泻明显改善，大便成形，其他症状均改善，末次月经 7 月 12 日，月经周期 22 天，原方继用。

按语：李克勤教授认为肝郁脾虚是引起经前泄泻的主要病机。经期前后气血阴阳变化，血下注冲任，肝失阴血之濡养，筋脉拘急则腹痛。脏腑之中气血相对较弱，此时易感外邪。脾气亦更弱，运化失司，清气下陷，水湿停滞于肠，导致经前泄泻。女子情志易抑郁、焦虑、愤怒，肝气郁结，肝克脾土，肝脾同病，疏泄失职，脾为湿困，经血不利，"血不利则为水"，助湿生成。经后脏腑气血逐渐回复，则泄泻可自愈。若患者平素正气较弱，待下一月经周期则复发经前泄泻。

脾乃气血生化之源，扶土抑木，肝脾同治，运化有序，气血有源，可使脾健而不受肝乘，又促使脾能化生气血以养肝，故本案以疏肝健脾为法。柴胡疏肝解郁，当归、白芍养血柔肝。当归补而不滞，乃治肝郁血虚之要药，可调理冲、任、带三脉，是妇科调经理血最常用的药物之一，有"妇科专药"之称。党参健脾益气，山药固涩止泻。砂仁、白术、茯苓健脾祛湿。陈皮、木香健脾行气。防风散肝胜湿助止泻。玫瑰花行气解郁，和血止痛，是疏肝理气止痛之良药。全方共奏健脾疏肝、益气养血止泻之功。

第五节　围绝经期综合征

围绝经期综合征是指女性在绝经前后出现性激素波动或减少所致的一系列不适症状的总称，属于中医"脏躁""百合病""老年血崩"等范畴，临床表现包括烦躁易怒、烘热汗出、五心烦热、失眠健忘、精神倦怠、头晕目眩、耳鸣心悸、腰背酸痛，或伴月经紊乱等。《金匮要略·妇人杂病脉证并治》云："妇人脏躁，喜悲伤欲哭，像如神灵所作，数欠伸，甘麦大枣汤主之。"又云："妇人年五十所，病下利数十日不止，暮即发热，少腹里急，腹满，手掌烦热，唇口干燥……温经汤主之。"《医宗金鉴》谓"下利"当是"下血"，"利"疑为传抄之误，此说合理。《景岳全书·妇人规》云："妇人于四旬外，经期将断之年，多有渐见阻隔，经气不至者，当此之际，最宜防察。若果气血和平，素无他疾，此固渐止而然，无足虑也。若素多忧郁不调之患，而见此过期阻隔，便有崩决之兆。若隔之浅者，其崩尚轻；隔之久者，其崩必甚。此因隔而崩者也。"

一、病因病机

李克勤教授认为，本病的主要病机以肾虚为主，包括肾阴虚、肾阳虚、肾阴阳俱虚及心肾不交，并可累及心、肝、脾等脏腑。

《素问·上古天真论》云："女子七岁，肾气盛，齿更发长；二七而天癸至，任脉通，太冲脉盛，月事以时下……七七任脉虚，太冲脉衰少，天癸竭，地道不通，故形坏而无子也。"这是女性的生长、发育、生殖与衰老的自然规律。在女性七七之年，肾气渐衰，若素体阴虚，或房劳多产，伤阴耗精，或有宿疾，久病伤阴，或忧思不解，暗耗营阴，致使肾真阴亏损，阳气相对偏亢，从而出现烦躁易怒、五心烦热等一系列阴虚发热等症状；若素体阳虚，或过食贪凉，或房劳多产，损伤肾气，以致肾阳不足，命门火衰，脏腑无以温煦，则会出现精神倦怠、腰背冷痛等症状；阴阳互根互用，若阴损及阳，阳损及阴，则会出现阴阳两虚的症状。另一方面，肾水与心火是相济的，两者相互制约，相互协调，彼此相通，保持动态平衡，若肾水不足，阴精不能上承，心火偏亢，失于下降，则会出现心悸失眠、头晕目眩等心肾不交的症状。

二、临证思路

李克勤教授在临证时强调辨证与辨病相结合，西医检查检验结果与中医四诊所采集病证信息相结合。结合患者体质、情绪等进行辨证论治，制定个体化、精准化治疗方案。针对本病本虚的病机特点，李克勤教授提出本病治疗重在固护肾气，但滋阴不可过于寒凉，温阳不可过于温燥，更不能妄用攻伐之品，以免犯虚虚之戒。若累及他脏，则兼以治之。

三、治则治法

李克勤教授指出，本病重在固护肾气，治疗当以滋肾补肾、平衡阴阳为主，兼顾宁心疏肝，健脾益气，调养冲任，并注意痰湿、瘀血之兼情况而综合施治。

四、临证用药

围绝经期综合征的患者，以阴虚火旺者居多，李克勤教授自拟更年方以治之，处方组成：青蒿、鳖甲、地黄、丹皮、赤芍、当归、牛膝、浮小麦、黄芪、黄芩、制远志、五味子、炒酸枣仁、醋香附、栀子、山萸肉、麦冬、女贞子。

方由《活人书》青蒿鳖甲散合《医宗己任编》滋水清肝饮加减化裁而成。方中青蒿、鳖甲、丹皮共奏退热除蒸之效。地黄甘寒，入肾经，补肾水真阴不足；麦冬养阴生津，偏重补肺之阴，肺属金，肾属水，金为水之母，金足则水化生有源。两者相伍，体现了金水相生的治法。五味子生津敛汗，兼以涩精，山萸肉酸涩微温，入肝肾，补益肝肾，涩精固脱，两者相须为用，加强益肾涩精之功。女贞子补肝肾，同时可清阴虚之内热。赤芍入血分，以清血分郁热，同时可疏肝柔肝；牛膝入血分，引血下行；当归补血活血，主诸血虚证。三者同入血分，既可补血活血，又可清血分之热。黄芩清上焦之热，栀子清三焦火热，又象心而善清心火。浮小麦、黄芪固表止汗。远志、枣仁同用宁志安神。针对围绝经期女性情绪焦虑、紧张的特点，李克勤教授临床善用香附为佐使之药，其有解郁调和之功。现代药理研究表明，香附挥发油具有轻度雌激素作用，可改善围绝经期妇女体内雌激素缺乏而产生的一系列不适症状。

若肝气郁滞者，加柴胡、川芎、白芍、玫瑰花以疏畅肝气；肝阳上亢者，加白蒺藜以平肝养血；津伤甚者，加石斛以滋阴生津；津伤有热者，加知母以养阴清热；小腹冷痛者，加肉苁蓉、巴戟天、肉桂等以温阳；咽中有异物感者，加厚朴、紫苏梗以利咽；夜眠差者，倍酸枣仁，加首乌藤、茯神以安神；血压高者，加天麻、钩藤以平肝降压；纳差者，加炒鸡内金、炒山楂、神曲以健脾化食；胃痛反酸者，加煅瓦楞子以制酸止痛。

临证亦有少数患者表现为肾阳不足者，李克勤教授常以右归丸或肾气丸加减治之。

此外，生活调摄方面，嘱患者保持心情舒畅，避免情绪波动；饮食清淡，忌辛辣刺激及油腻之品，多食蔬菜、水果，保持大便通畅，生活作息规律，适量运动，勿劳累。

五、验案举隅

赵某，女，52 岁。初诊：2020 年 10 月 7 日。

主诉：自汗月余，后背尤甚。

现病史：患者近来无明显诱因致自汗，后背尤甚，自觉面部潮热，双目干涩，咽部不适，曾服用芬吗通 27 天，收效不显，已停用，现服用替勃龙 2.5mg，隔日 1 片，效果欠佳，遂来就诊。现症见汗出，后背甚，偶有咳嗽，咳痰色白，纳可，善嗳气，情绪不稳定，眠浅易醒，大便偏稀，每日一次，小便频。舌红，苔黄，脉弦滑。

既往史：否认高血压、糖尿病、冠心病等慢性病史；否认传染病史及特殊病史；尿道炎反复发作多年，现仍感阴部灼热；子宫肌瘤病史 10 余年。

月经史：既往月经规律，已绝经 1 年，白带略黄。

西医诊断：围绝经期综合征。

中医诊断：绝经前后诸证，证属肾虚肝郁。

治法：滋肾益阴清热。

处方：自拟更年方加减。

青蒿 20g，地骨皮 10g，牡丹皮 12g，炒白芍 10g，当归 20g，浮小麦 45g，黄芪 20g，紫苏梗 12g，石斛 6g，炒酸枣仁 20g，醋香附 10g，生地黄 20g，酒萸肉 6g，女贞子 10g，玫瑰花 9g，土茯苓 12g。

此外，嘱患者避风寒，适量运动，保持心情舒畅，正常饮食，忌食生冷、辛辣刺激、肥甘厚腻，勿食保健品，不适随诊。

二诊：2020 年 11 月 11 日。服药平妥，诸症已减，现替勃龙已停用，仍有潮热汗出，稍畏热，纳眠可，大便通畅，小便频减，近日感胃部不适。

处方：青蒿 20g，地骨皮 10g，牡丹皮 12g，炒白芍 10g，当归 20g，浮小麦 45g，黄芪 20g，紫苏梗 12g，煅瓦楞子 12g，佛手 12g，醋香附 10g，生地黄 20g，酒萸肉 6g，女贞子 10g，玫瑰花 9g，旋覆花 12g（包煎）。

三诊：2020 年 11 月 18 日。胃部症状已愈，诸症已缓，阴虚症状愈显，故去前方煅瓦楞、佛手、旋覆花等理气和胃之品。今耳鸣，是由于肾中阴精不足，耳窍失养所致，倍山萸肉、女贞子以滋养肾中阴精，再加黄柏、知母以滋阴清热，取知柏地黄丸之意。

处方：青蒿 20g，地骨皮 10g，牡丹皮 12g，炒白芍 10g，当归 20g，浮小麦 45g，黄芪 20g，紫苏梗 12g，知母 12g，黄柏 10g，生地黄 20g，炒酸枣仁 20g，酒萸肉 12g，女贞子

20g。

四诊：2020 年 12 月 2 日。服药平妥，诸症不显，无明显不适，替勃龙已停用 1 月余，嘱其停用中药汤剂，改用口服知柏地黄丸。适寒温，怡情志，规律作息，适量运动，不适随诊。

按语：本案患者年近七七之年，正处任脉虚，太冲脉衰少，天癸将竭之际，肾气本亏，不能固摄津液，又加之其平素脾气急，肝木不疏，郁而化热，煎灼阴津，肾阴亏虚，所以予自拟更年方加减以养阴清热。复诊时，睡眠情况改善，故而去枣仁。因胃部不适，加佛手、旋覆花等疏肝和胃。三诊时，肝郁之象已不显，而肾阴亏虚之象尚存，因此去初诊方中众多疏肝之品。且患者耳鸣等症状，虽是新起之症，但究其根源，亦是由于肾之阴精不足，耳窍失养所致，因此倍用山萸肉、女贞子等填补肾中真阴，而收效显。

第六节　异位妊娠

凡孕卵在子宫体腔以外着床发育，称为异位妊娠。中医古籍文献中虽无异位妊娠的病名记载，但按其临床表现，散见于"妊娠腹痛""经漏""癥瘕"等病证中。如汉代张仲景在《金匮要略·妇人妊娠病脉证并治》言"妇人有漏下者，有半产后因续下血都不绝者，有妊娠下血者，假令妊娠腹中痛，为胞阻"；宋代《圣济总录·妇人血积气痛》用没药丸"治妇人血气血积，坚癖血瘕，发歇攻刺疼痛，呕逆噎塞，迷闷，及血蛊胀满，经水不行"；明代《普济方》用桂枝桃仁汤"治气郁乘血，经候顿然不行，脐腹疼痛，上攻心肋欲死"。这些记载与输卵管妊娠破裂或流产时，多数患者出现的停经，突发下腹剧痛，晕厥，或伴恶心呕吐等症状和体征有相似之处。

一、病因病机

李克勤教授认为，异位妊娠与少腹素有瘀滞，冲任、胞脉、胞络不畅，或先天肾气不足，后天脾气受损等因素有关。虚者先天禀赋不足或后天房劳伤肾，以致脾肾气血虚弱，冲任失养，推动无力，导致孕卵不能及时移行胞宫而孕于异处；实者瘀血、痰湿、热毒阻滞冲任胞脉，使胞脉失畅，孕卵受阻，不能运达胞宫，则胎孕异位，孕卵在输卵管内发育，以致破损脉络，阴血内溢于少腹，发生血瘀、血虚、厥脱等一系列证候。

1. 气血虚弱

《素问·举痛论》云"百病皆生于气"，故气机失常乃百病之本，气机的正常运行有利于脏腑功能的正常发挥。《女科经纶》曰："然癥病女人恒有，或不在子宫，则行经受胎，经断即是孕矣。"先天禀赋不足，或后天房劳伤肾，以致脾肾气血虚弱，冲任失养，推动无力，导致孕卵不能及时移行胞宫而孕于异处。

2. 瘀血阻滞

《证治准绳·女科·积聚癥瘕》曰："妇人癥瘕，并属血病……宿血停凝，结为癥块。"素性抑郁，或忿怒过度，肝气郁结，气滞血行不畅，滞于冲任胞脉；或经期产后，胞脉空虚，余血未尽之际，房事不节，或感受寒热之邪，凝滞气血；或暴怒伤肝，气逆血留；或忧思伤脾，气结血滞，瘀阻冲任，胞脉失畅，孕卵受阻，不能运达胞宫。《圣济总录·妇人血积气痛》云："妇人血气血积，坚癖血瘀，发歇攻刺疼痛，呕逆噎塞，迷闷，及血蛊胀满，经水不行。"

3. 痰湿阻滞

《脾胃论·脾胃胜衰论》谓"百病皆由脾胃衰而生也"。湿滞脾胃，则各脏不安，气机不畅，浊毒内蕴，诸病由生。《医宗必读》云："脾土虚弱，清者难升，浊者难降，留中滞膈，瘀而成痰。"素体脾虚，或饮食不节，或劳倦过度，损伤脾胃，健运失职，湿浊内停，聚湿为痰；或肾阳虚不能温暖脾土，脾虚水湿不化，湿聚成痰；或肝郁化火，炼液成痰；或肝郁气机不利，气滞水停，聚液成痰。痰湿阻滞冲任胞脉，孕后孕卵不能运回胞宫而发病。

4. 热毒阻滞

经期产后，胞脉空虚，余血未尽之际，外阴不洁，或房事不禁，感染湿热邪毒；或脾虚生湿，湿蕴化热，与血搏结，阻遏经脉，孕卵受阻，不能运达胞宫。毒由热生，变由毒起，毒与热属同类，热乃毒之渐，毒乃热之极。热甚为火，火入血分为毒，或湿久则浊聚，浊聚则为痰，蕴积成热，热壅血瘀，热则生毒，故毒由温热转化而来，亦可由湿浊演变而生。

综上所述，异位妊娠属本虚标实之证，肝郁脾肾亏虚为本，浊毒血瘀，冲任不畅为标。

二、临证思路

李克勤教授在临证时强调辨证与辨病相结合。本病的病因病机不外虚实两端，虚者先天禀赋不足或后天房劳伤肾，以致脾肾气血虚弱，冲任失养，推动无力，导致孕卵不能及时移行胞宫而孕于异处。实者瘀血、痰湿、热毒阻滞冲任胞脉，使胞脉失畅，孕卵受阻，不能运达胞宫。多因情志不畅，肝气郁结，日久化热，热灼伤津，痰湿内停，气机不利，血液运行受阻，郁热、痰湿、血瘀之浊相互搏结于胞脉，冲任不畅而致。针对本病的病机特点，治疗以化瘀消癥为主，佐以补益气血药，或先攻逐有形之邪，再予补益。

三、治则治法

李克勤教授认为，异位妊娠核心病机是血瘀少腹，因此，其治法为活血化瘀，消癥散结，兼顾虚实寒热，并强调注意观察血 HCG 变化。未破损期应活血化瘀，消癥杀胚；已破损期可先行西医微创诊治，微创术后再辅以中药活血化瘀，以降低日后盆腔粘连及输卵管不通机会。

四、临证用药

李克勤教授针对异位妊娠、胎盘植入及宫内残留等疾患研制成了莪棱元坤合剂，该药已申请了国家发明专利。莪棱元坤合剂组方思路来源于《医宗金鉴》之琥珀散，系琥珀散加滋阴清热、软坚散结药物组成。药用莪术、三棱、土鳖虫、益母草、生蒲黄、没药、桃仁、红花、川芎、赤芍、当归、川牛膝、蜈蚣、鳖甲、香附、生大黄、红藤、甘草。

莪棱元坤合剂中，莪术味苦、辛，性温，有破血逐瘀、行气止痛之功。《本草图经》云："今医家治积聚诸气为最要之药。与荆三棱同用之良，妇人药中亦多使。"适用于气滞血瘀所致的经闭、痛经、癥瘕积聚等证。三棱辛开苦泄，能活血、消积、止痛，善治癥瘕积聚，"能行血中之气，治一切有形之血积"。《开宝本草》云其"主老癖癥瘕结块"。莪术破气中之血，行气破血、散瘀消积的作用优于三棱；三棱破血中之气，软坚散结、消除老块坚积的作用优于莪术。王好古曰："三棱、莪术治积块疮硬，乃坚者削之也。"土鳖虫，味咸，性寒，功能破血逐瘀，主治血瘀经闭，产后瘀阻腹痛，癥瘕痞块。三者配合，消积除癥。益母草行瘀血、散恶血、生新血，行瘀血而不伤新血，养血而不留瘀滞。蒲黄，甘、平，有化瘀止血之功，《本草汇言》言其"血之上者可清，血之下者可利，血之滞者可行，血之行者可止"，止血多炒用，散瘀多生用，本方选用生蒲黄取其散瘀的功效。没药功能散血化瘀，与蒲黄相须为用，共奏活血祛瘀、散结止痛之效。桃红四物汤为活血化瘀名方。川牛膝活血化瘀，引诸药下行。蜈蚣搜剔络中之瘀血，增加杀胚效果，可加快局部血块及胚胎组织的吸收。鳖甲，味咸，性微寒，归肝肾经，功能软坚散结，《本经》言其"主心腹癥瘕坚积、寒热，去痞、息肉、阴蚀、痔（核）、恶肉"。香附芳香走窜，为疏肝理气之要药，乃血中气药，气行则血行，更有利于活血药物作用的发挥。生大黄活血通下，可促进盆腔血液循环，有利于宫内残留物的排出与吸收。流血时间过长，易致病原体上行感染，红藤清热解毒，用之以预防感染。甘草为使，具有调和诸药、解毒、缓急止痛之功效。诸药合用，使行中有补，化中有生，破而不伤正，补而不滞邪，共奏逐瘀活血、消癥散结之效，使瘀血去，新血生，冲任和，子宫复旧，胞衣自出。

李克勤教授在治疗异位妊娠时，强调首先需明确包块大小、部位及血流信号，关注血 β-HCG 值的高低，明确有无感染。本病治疗病程相对较长，治疗时滋养细胞灭活在前，活血化瘀散结在后，同时预防感染。注意阴道流血情况，并嘱患者保持大便通畅。要求患者每周复查血 β-HCG，若数值快速下降则为有效。若持续不降，或下降较缓慢甚或升高，应进一步行 B 超检查，酌情考虑加用米非司酮。此外，尚需注意甲氨蝶呤及米非司酮的用量及不良反应，使用过程中应及时复查肝功，其用药时间不宜过长。嘱患者少食阿胶、蜂胶等补品，以免影响滋养细胞活性的灭活。

第七节　绒毛膜下血肿

绒毛膜下血肿（SCH）是指绒毛膜与蜕膜分离出血，血液集聚在绒毛膜与蜕膜之间，形成血肿。SCH 属于中医"胎漏""胎动不安""滑胎"的范畴。临床表现为阴道流血、腹痛，有些患者无明显症状，仅在超声检查时发现。《金匮要略·妇人妊娠病脉证并治》云："妇人素有癥病，经断未及三月，而得漏下不止，胎动在脐上者，为癥痼害。"张仲景阐述了宿有癥瘕而伤胎的病因。《诸病源候论·妊娠漏胞候》曰："漏胞者，谓妊娠数月而经水时下。此由冲脉、任脉虚，不能约制太阳、少阴之经血故也。"说明冲任亏虚是胎漏的病理机制。《万氏女科·卷之二》云："胎动不安，脾胃虚弱，不能管束其胎，气血素衰，不能滋养其胎。"说明脾胃虚弱，气血化生不足，胞脉无力系胎，胎失所养，遂发本病。《景岳全书·妇人规》云："妊娠胎气伤动者，凡跌仆、怒气、虚弱、劳倦、药食勿犯，房事不慎，皆能致之。""父气薄弱，胎有不能全受而血之漏者，乃以精血俱亏，而生子必萎小，此阳之衰也。""凡胎热者，血易动，血动者，胎不安。"张景岳认识到本病的发生与跌仆、郁怒、劳伤、房劳、饮食不节、先天禀赋、血热有关。《傅青主女科·妊娠少腹痛》谓："妊娠小腹作痛，胎动不安……人只知带脉无力也，谁知是脾肾之亏乎！……脾肾亏则带脉急，胞胎所以有下坠之状也。"傅青主更是指出多数医家只知道本病的发生是因为带脉失约，系胎无力，殊不知脾肾亏虚才是发生本病的关键原因。

　　SCH 发生的原因尚不明确，目前关于 SCH 的机制主要有以下几个方面：①妊娠早期胎膜的外层绒毛膜向蜕膜扩张，某些因素促使其释放蛋白水解酶，损伤蜕膜血管，造成蜕膜出血，使血液积聚绒毛膜与底蜕膜之间。②在妊娠 8～14 周时蜕膜会出现生理性萎缩，细胞凋亡，血管因此变得脆弱，更加容易出血。③胎盘边缘由于血管变异存在静脉血窦，如果破裂就会造成低压性出血。④ SCH 的发生与母胎界面 Th2 型细胞因子的表达下降有关，蜕膜内 Th1/Th2 失衡产生局部炎症反应，导致蜕膜血管内凝血并进一步引起绒毛血管截断，使绒毛膜血管容易破裂出血。⑤胎盘间充质发育不良。⑥自身免疫因素及凝血功能异常。SCH 的发生有明显的个体差异，这可能与自身抗体的形成及其导致的凝血功能异常相关。⑦其他：与阴道菌群变化、外伤、吸烟、孕母年龄以及辅助生殖技术有关，而且研究发现 SCH 更多见于有不良妊娠史的经产妇。

一、病因病机

李克勤教授认为 SCH 的发生与肾、气、血密切相关，因虚、热者居多，其虚多为肾气、肾阴亏虚，其热多为血热、湿热，故此病中医病机为肾虚瘀热，胎失所固。

1. 肾虚为发病之本

《素问·上古天真论》云："女子二七而天癸至，太冲脉盛，月事以时下，故能有子……男子二八肾气盛，天癸至，精气溢泄，阴阳合，故能有子。"说明肾在孕育生命的过程中起着至关重要的作用。《女科经纶》引《女科集略》云："女子肾脉系于胎，是母之真气，子之所赖也。"肾藏先天之精，为人体生命之本源，主生长发育与生殖，"冲为血海，任主胞胎"，冲任二脉皆起于胞中，属于肾，故肾中精气充盛，冲任二脉气血旺盛，才能够摄胎养胎。肾气充盛则胎有所系，肾阴充盛则胎有所养，肾阳充盛则温煦胎元，所以胎元稳固。若肾气不足，胞宫固藏无力，肾阴不足，胎失滋养，肾阳虚，胞宫失于温煦，则致胎元不固。故肾的盛衰，是胎元稳固的关键。又因女子的一生经、带、胎、乳，数伤于血，尤其是女子孕后阴血下聚冲任以养胎，机体相对处于阴血不足、阳气偏盛的状态，正如《沈氏女科辑要·妊妇似风》云："人身精血有限，聚以养胎，阴分必亏。"《傅青主女科》云："赖肾水以荫胎，水源不足，则火易沸腾……肾水足而胎安，肾水亏而胎动。"故本病以肾虚为本，尤以肾气、肾阴虚者居多。现代女性多面临工作及家庭双重压力，晚婚晚育，肾气渐衰，或多次流产，易损伤肾精，耗伤肾气，肾阴暗耗，或孕前寄希望于男婴，孕后过于担心胎儿发育状况，劳心费神，思虑过度，营阴暗耗，总之肾虚则冲任不固，胎失所系，因而见阴道下血，腰酸腹坠，头晕耳鸣，舌淡，苔白，脉沉滑无力等。脾主运化，化生气血，为后天之本，肾主藏精，为先天之本，先天与后天，相互资生，相互促进。若肾精不足，则脾精亦不足，加之脾胃素虚，或饮食不节伤脾，致气血乏源，胎失所养，固摄无力，而致胎殒。因此，肾虚是本病的根本原因。

2. 血热血瘀为发病之标

妊娠以后，胎居胞宫，全赖孕母的阴血滋养，血行通畅，气血下注胞宫养育胎儿，胎儿才能正常生长发育。若瘀血内阻，血行瘀滞，则胎元失养。《灵枢·邪气脏腑病形》云："有所堕坠，恶血留内。"多次人工流产、小产，金刃损伤，湿热、湿毒之邪直犯阴中，重创胞宫，伤肾精、耗肾气的同时，多有瘀血停留胞宫；加之阴血亏虚，则阳失所制，虚火内生；或随着人们生活水平的提高，人们热衷于快餐等高热量食物，过食辛辣刺激之物，伤阴劫津液，阴虚生内热，热扰冲任，迫血妄行，离经之血留而为瘀；或孕期喜食大补之品以养胎，肥甘厚腻之品酿生湿热；或孕后焦虑不安，肝郁化火，热迫血行；或平素有盆腔炎性病史，湿热内蕴，稽留于冲任胞宫之中，耗气伤阴，阴虚血热，灼伤胞络，络破血溢，而见瘀积胞宫。故本证患者可见阴道下血，腰酸腹坠，手心烦热或兼潮热，口干咽燥，小便短黄，大便秘结，舌红，苔黄腻而干，脉滑数或弦滑等。总之，绒毛膜下血肿作为有形病理产物之瘀血，滞留在宫腔，不仅有碍气血的运行，而且影响新血的化生，使胎失濡养滋润，导致胎元失固，严重者导致胎萎不长或堕胎。

临床中发现 SCH 在实施人类辅助生殖技术（ART）过程中更常见，原因是行 ART 的不孕症患者多年龄偏大，"年过四十，阴气自半"，随着年龄的增长，肾精逐渐由盛转衰。ART 过程中经历超排卵、取卵等多个环节，其间使用大量的雌、孕激素，干扰了机体的内环境，影响了子宫内膜容受性，更易耗损肾之阴阳，致肾中经血相对不足。ART 中多次宫腔内操作，破坏了宫腔内环境，增加了上行感染概率，感染不同程度地增加了宫腔积血的风险。

综上所述，SCH 的病机以肾气阴两虚为本，血热血瘀为标。肾气亏虚，冲任不固，或肾水不足，虚热内炽，血分蕴热，扰及冲任，冲任受损，胎元不固，而致胎漏、胎动不安。

二、临证思路

李克勤教授临证时强调辨病与辨证相结合，宏观与微观相结合，辨明寒热虚实。针对本病的病机特点，李克勤教授提出治疗以滋补肾阴为主。滋阴常需清热，热源于心、肝、肾；阴虚必血滞，滋阴宜佐以活血；精气互根互生，滋阴要注意补气。人之气血惟以流通为贵，通则经脉流行，瘀则经脉阻滞，百病始生，妇人经、带、胎、产、乳无不以血为本，因此更加强调"血和"的重要性。滋阴同时不忘养血，血与阴相互滋生。用药动静结合，相得益彰，止血防留瘀，活血防动血。

三、治则治法

治疗本病本着肾以系胎、气以载胎、血以养胎的原则，根据寒热虚实辨证用药，阴虚治以滋阴清热、固肾安胎，气虚治以益气健脾、养血安胎，使邪去精充，则胎气安固。

四、临证用药

1. 肾虚血热证

予保胎1号方，其组成：生地黄、地骨皮、玄参、茯苓、麦冬、黄芩、地榆炭、苎麻根、连翘、党参、黄芪、菟丝子、续断、桑寄生、香附、当归、白芍、川芎。

方由《傅青主女科》两地汤配以补肾、益气、养血药物而成。方中生地黄、玄参、麦冬为增液汤，滋阴补肾，纯系补水之味，水盛而火自平，且本病患者常伴见大便秘结，增液汤又同时具有滋阴通便的作用，大便通畅，则能改善盆腔血液循环，有助于宫腔积血的消散。生地黄、黄芩、地骨皮、苎麻根、连翘清热凉血安胎，其中黄芩清上焦之热而安胎，又能抗炎防宫内感染，为安胎圣药；生地黄养阴清热，地骨皮泻肾火、除骨蒸，二者共清肝肾之虚火；苎麻根性味甘寒，凉血止血安胎，养血渗热，固胎孕；连翘解热抗炎，可治疗宫内感染。菟丝子、桑寄生、续断补肾固胎，为寿胎丸主药，张锡纯曰："菟丝大能补肾，肾旺自能荫胎也。"当归、白芍养血调肝，当归芍药散之意，治疗"妇人怀妊，腹中疞痛"，合川芎以行气血之滞。考虑妇人怀娠，方中当归、川芎等活血化瘀药用量宜小。《神农本草经》云当归主妇人漏下绝子。现代研究表明，活血化瘀中药可改善孕妇血液的高凝状态，增加胎盘的血液供应，改善子宫的内环境，进而促进胚胎的生长发育。李克勤教授认为，活血化瘀药可促进宫腔积血消散和吸收，使新血得以归经养胎，使胚胎正常发育，所谓"有故无殒，亦无殒也"。茯苓行水泄热，现代药理研究表明，茯苓可改变细胞内渗透压达到利水的作用，有助于宫腔积血的消散。气可载胎，党参、黄芪健脾益气生血，培补后天之本，使气旺血生，胎有所固。少佐地榆炭凉血止血；香附疏肝解郁，理气宽中，助气血运行，瘀血吸收，新血归经，胎安而能正常发育。针对妇人情绪焦虑、紧张者，李克勤教授临床善用香附为佐使之药，发挥其解郁调和之功。本方体现"肾以系胎、气以载胎、血以养胎"之宗旨，并针对阴虚内热的特殊病机辨证用药。

2. 肾虚不固证

予保胎 2 号方，组成：党参、炒白术、茯苓、炒白芍、当归、熟地黄、菟丝子、杜仲、花椒、鹿角霜、巴戟天、续断、阿胶、黄芪、桑寄生、酒女贞子。

方由《景岳全书》毓麟汤加减而成。盖气血为生长之本，方中党参、白术、茯苓、黄芪益气健脾，当归、熟地黄、炒白芍、酒女贞子补血养阴，菟丝子、鹿角霜、杜仲补肾强腰膝而益精髓，花椒专入督脉，温肾补火，合巴戟天补肾阳，温煦胞宫以助胎孕，菟丝子、桑寄生、续断、阿胶合寿胎丸，补肝肾，固冲任，安胎。全方既养先天肾气以生精髓，又补后天脾气以化气血，并佐以调和血脉之品，使精充血足，冲任得养，胎孕乃成。

若见阴道出血量多不止，宜加黄芩炭、藕节炭，清热止血安胎，还可加用旱莲草滋补肝肾，凉血止血。若宫腔积液偏多，宜加三七粉，养血止血。若腹痛明显，重用白芍伍甘草，以缓急止痛。若精神紧张，睡眠较差，配以首乌藤、茯神、酸枣仁等养血安神之品，使眠安胎固。

此外，生活调摄也十分重要，嘱患者保持心情舒畅，避免情绪波动；饮食宜清淡，忌辛辣刺激及滋腻大补之品，多食蔬菜、水果，保持大便通畅；生活作息规律，禁房事，勿劳累。

五、验案举隅

案例 1

胎漏案（肾虚血热证）

侯某，女，40岁。初诊：2020年1月1日。

主诉：体外受精－胚胎移植术后妊娠52天，少量阴道流血1天。

现病史：患者体外受精－胚胎移植术后第23天及32天出现少量阴道出血，呈深褐色，无血块，无腹痛，均一日净。现移植后35天，无阴道流血，无腹痛，偶有腰酸腰痛。近日感冒，咳嗽有黄痰，咳嗽时小腹疼痛。既往月经（6～7）/（24～25）天，量色可，无痛经，末次月经2019年11月10日，现停经52天。孕产史：孕3、产1、剖宫产1、人工流产1。平素两颧潮红，喜食肉类，纳眠可，二便调。舌质红，苔薄黄，脉滑数。

2019年12月20日B超检查提示宫内早孕并宫腔积液（1.9cm×0.6cm）。

2019年12月30日B超检查宫腔内探及妊娠囊3.6cm×2.2cm×1.0cm，囊内见胎芽及原始心管搏动；妊娠囊距刀口约0.8cm；宫腔积液4.1cm×1.6cm。提示：早孕（7周+3天妊娠）。

中医诊断：胎漏，肾虚血热证。

西医诊断：先兆流产，宫腔积液。

治法：滋阴清热，固肾安胎。

处方：桑寄生15g，菟丝子24g，续断15g，当归10g，炒白芍10g，生地黄10g，地骨皮10g，玄参10g，党参15g，黄芪20g，地榆15g，苎麻根10g，连翘15g，茯苓15g。

此外，嘱患者卧床休息，保持心情舒畅，正常饮食，勿多进补；忌辛辣，禁房事，勿劳累；若见阴道大量流血，及时就诊。

二诊：2020 年 1 月 15 日。服上方无不适，未再出现阴道流血，偶尔劳累后腰酸腰痛，纳可，眠浅易醒，二便调。舌淡红，苔薄白，脉滑。2020 年 1 月 15 日 B 超检查：宫腔内探及一妊娠囊，大小约 6.2cm×6.4cm×1.9cm，其内可见卵黄囊，可见胎芽及胎心搏动，胎芽长约 3.1cm，未见宫腔积液。

上方加茯神 12g，酸枣仁 9g，继服 14 剂。

2020 年 2 月 2 日电话随访，患者胎元稳固，未诉明显不适。

按语：患者体外受精 – 胚胎移植术后，加之年过四十，阴气自半，肾气渐衰。体外受精 – 胚胎移植需经历超促排卵、取卵等多个环节，其间使用大量的雌、孕激素，干扰了机体的内环境，影响子宫内膜容受性，更易耗损肾之阴阳，致肾中精血相对不足。患者平素喜食肥甘厚味，易化热，致阴虚内热，热伏冲任，扰动胎元，而致胎元不固，妊娠下血。咳嗽有黄痰，两颧潮红，舌质红，脉滑数，皆为内热之象。时有腰酸腰痛为肾虚所致。治当滋阴清热，固肾安胎。方中菟丝子补肾益精，桑寄生、续断补肝肾固冲任，取寿胎丸之意补肾安胎；当归、白芍养血，重用党参、黄芪益气，使气旺血生，胎有所固；生地黄、地骨皮滋阴清热凉血；《雷公炮制药性解》言"玄参气轻而苦，入心肺以清上焦之火，体重浊而咸，入肾部以滋少阴之水"，故用之滋阴增液；地榆、苎麻根、连翘清热凉血止血；患者 B 超检查提示有宫腔积液，高龄及体外受精 – 胚胎移植是产生宫腔积液的重要原因，故本方用茯苓利水渗湿以泄热；连翘解热、抗炎，预防宫内感染。诸药同用奏滋阴清热、固肾安胎之效。患者二诊时未再出现阴道流血，宫腔积液已消失。但患者年龄偏高，预培其损，故继服 14 剂稳固胎元。

案例 2

张某，女，31 岁。初诊：2020 年 5 月 31 日。

主诉：停经 17 周，B 超检查发现绒毛膜下血肿 1 天。

现病史：既往月经 7 天 /28 天，量、色可，偶有血块，痛经。末次月经 2020 年 2 月 2 日。孕产史：孕 3、产 1、人工流产 2。现停经 17 周，阴道少量流血，暗淡发黑，无腹痛，偶尔腰酸，头晕耳鸣，白带量色可，无异味，无外阴瘙痒。平素畏冷，纳眠可，二便调。舌淡红，苔薄白，脉沉细滑。

2020 年 5 月 31 日 B 超检查：绒毛膜下探及片状液性暗区，范围约 7.2cm×7.0cm×1.7cm，内透声差，可见索条样实性回声。提示中期妊娠双胎；绒毛膜下片状液性暗区，考虑绒毛膜下积血。

西医诊断：先兆流产，绒毛膜下血肿。

中医诊断：胎漏，肾虚不固证。

治法：补气养血，固肾安胎。

处方：党参 20g，麸炒白术 10g，茯苓 20g，炒白芍 20g，当归 20g，熟地黄 20g，菟丝子 20g，杜仲 20g，花椒 6g，鹿角霜 10g，巴戟天 10g，续断 20g，艾叶 20g，阿胶 6g，黄芪 20g，桑寄生 20g，酒女贞子 10g，三七粉 3g。

二诊：2020 年 6 月 7 日。服用上方后，未再出现阴道流血，偶尔腰酸，无腹痛，纳眠可，二便调。舌淡红，苔薄白，脉沉弦滑。

2020年6月7日B超检查：子宫后壁绒毛膜后方探及液性暗区，范围约6.3cm×1.5cm×6.8cm，内透声差，内可见条索样高回声。提示：中期妊娠双胎，绒毛膜下积血。

谨守病机，宗补肾健脾、益气安胎之法，上方去三七粉，加山萸肉12g，14剂。

三诊：2020年6月21日。现无阴道出血，无腰酸、腹痛，带下量色可，无异味，无外阴瘙痒。纳眠可，二便调。舌淡红，苔薄白，脉滑。

2020年6月21日B超检查：子宫后壁绒毛膜后方探及液性暗区，范围约4.2cm×0.8cm×4.8cm，内透声差，内可见条索样高回声。提示：中期妊娠双胎，绒毛膜下积血。

继守上方14剂。

嘱患者调畅情志，饮食清淡，忌食辛辣油腻之物。

2020年8月20日电话随访，情况良好，B超检查未再出现绒毛膜下血肿。

按语：胞脉系于肾，若肾气亏损，则不能固摄胎元。脾主运化，为后天之本，气血生化之源，气血乏源，冲任不固，无以载胎。正如《校注妇人良方》所言："夫人以胃气壮实，冲任荣和，则胎得所，如鱼得渊。"本案该女子人工流产2次，耗伤阴血，损伤精元。且此次怀孕后伴有头晕、耳鸣、腰酸，脉沉细偏滑，患者脾肾亏虚，故补脾肾这一思想贯穿始终。《医林改错·少腹逐瘀汤说》指出："不知子宫内，现有瘀血占有其地，胎至三月再长，其内无容身之地……故小产。"患者超声检查提示绒毛膜下血肿，本病其标为瘀血内阻，治疗佐以活血化瘀。一诊时予保胎2号方固肾养血安胎，佐以活血祛瘀之品。二诊时患者未再出现阴道流血，绒毛膜下血肿面积较前减小，去三七，加山萸肉补益精血，固肾之本。守方继服1月余，绒毛膜下血肿消失。《景岳全书·妇人规》云："凡妊娠胎气不安者，证本非一，治亦不同。盖胎气不安，必有所因，或虚或实，或寒或热，皆能为胎气之病，去其所病，便是安胎之法……安胎之法不可执，亦不可泥其月数，但当随证随经，因其病而药之，乃为至善。"故胎漏的治疗当认真辨证，随证治之。

第八节　胎盘植入

胎盘植入性疾病（PAS）是由于底蜕膜减少或缺失导致胎盘绒毛组织不同程度侵入子宫肌层的一组疾病统称，根据胎盘绒毛侵袭子宫肌层的深度，可分为以下三种类型：胎盘绒毛直接附着在子宫肌层表面而不侵入肌层，称为胎盘粘连；胎盘绒毛深入子宫肌层，称为胎盘植入；胎盘绒毛到达并穿过浆膜层，称为穿透性胎盘植入。为方便临床管理和学术交流，2018年国际妇产科联盟（FIGO）首先将病理黏附性胎盘、粘连性胎盘、异常侵入性胎盘等胎盘植入相关性疾病名称统一规范化命名为"胎盘植入性疾病"。

随着人工流产、清宫术及剖宫产手术的增加，胎盘植入的发生率显著升高。严重的胎盘植入可导致产后出血、弥散性血管内凝血、多器官功能衰竭、子宫切除甚至孕产妇死亡等。引起胎盘植入的常见因素包括子宫手术史、子宫病变或结构畸形以及辅助生殖技术、高龄妊娠等。

妊娠早期胎盘植入无特异性临床表现。因胎盘侵入子宫肌层可损伤局部血管，故常表现为各种情况下的异常子宫出血，且出血严重程度与胎盘绒毛植入的部位、范围、深度相关。如人工流产及清宫术中发生难以控制的大出血，或术后发生不规则阴道流血，穿透性胎盘植入可见腹腔内出血，合并子宫破裂者可伴有腹痛。胎盘植入者分娩后见胎盘娩出不完整，或胎儿娩出 30 分钟后胎盘仍不能自行剥离，徒手取胎盘时剥离困难，或发现胎盘与子宫肌壁粘连紧密。

中医主要是针对小产、分娩后胎盘组织部分或全部未排出进行遣方用药。根据胎盘植入的临床表现，本病归属中医的"胞衣不下""恶露不尽""息胞"等范畴。古籍对胞衣不下的病机认识以气虚、血瘀、寒凝为多。

一、病因病机

本病因分娩后胞衣不能排出，瘀滞胞宫而成。李克勤教授以辨病为主，认为胎盘植入的病机以冲任损伤、瘀血阻滞、阴虚火旺为主。胞衣不下，留而成瘀，致胞宫脉络受阻，血不循常道，溢于脉外，而瘀象更甚，故本病以血瘀为基本病机。禀赋素弱，冲任失养，或因刮宫、剖宫、数堕胎损伤冲任，或调摄不当、房事不洁，湿热、湿毒之邪直犯胞宫胞脉，邪积日久，影响气血运行，损伤冲任。"冲为血海，任主胞胎"，冲任损伤，导致孕后胞衣植入胞宫，产后胞衣不下，留滞胞宫。胎盘植入子宫壁，当下不下，为有形之邪。瘀阻冲任，瘀阻日久化热伤阴，加之产后亡血伤津，阴血亏虚，阳失所制，虚火内生，故临床常见口干舌燥、身有微热、大便干结等症。因此，胎盘植入的主要病机为瘀血阻滞，阴虚火旺。

总之，本病的发生，病在冲任，变化在气血，病位在胞宫。产后气血亦虚，瘀阻加重，胞宫失养，胞衣不下，胞宫难以复旧。其发病机理大体概括为瘀、虚两个方面。瘀血内阻，冲任不调，血不归经；影响胞宫，胞衣不下，子宫复旧不良。虚以阴虚为主，阴虚易内热，久瘀则化热。

二、临证思路

李克勤教授认为胎盘植入的基本病机主是瘀血内阻。胞衣不下留而成瘀，致胞宫脉络受阻，血不循常道而妄行，以致阴道下血不止；胞脉瘀阻不通，甚则酿生湿热，气血瘀阻，气机不畅，则小腹疼痛。流血日久，气随血脱，导致气血亏虚。故胎盘植入的治疗应以扶正祛邪为原则，结合全身症状、舌脉，辨证加减。

三、治则治法

以扶正祛邪为原则，以化瘀软坚、滋阴清热为治法。清热既清虚热，亦清热毒。

1. 活血祛瘀为主

《妇人规》对胞衣不下的治疗论述较为详细，虚者"补气助血"，实者"逐血破血"。应用活血化瘀法治疗产后恶露不绝，历代医家记述颇多。瘀血既是病理产物，又是致病因素，瘀血不去，阻碍气血运行，新血难安，致血涌络破。故应以活血祛瘀为主，瘀血去则新血生，血既归经而下血自止，气血既通，则残留胞衣自下，腹痛自除。气行则血行，故临床用药，常选用兼有行气功能的活血药，如川芎等。

2. 养阴清热是关键

产妇素体阴虚，产后亡血伤津，阴血虚则虚热内生，血受热则煎熬成块，导致瘀热蕴结，阻滞冲任胞宫，血不归经而出血不止。热扰冲任，迫血妄行，亦可致下血不止。常伴有口干舌燥、身有微热、大便秘结等阴虚火旺症状。滋阴可使阴充津足，清热可除血分虚火，避免虚火煎熬津液，亦可使妄行之血循行常道。李克勤教授认为，滋阴清热是治疗的关键。常用生地黄、鳖甲等药物。生地黄清中寓补，促进植入部位子宫内膜增生，正长邪消，利于植入的胎盘剥离；鳖甲在清虚热的同时，有软坚散结之疗效，可促进植入的胎盘消散吸收。

3. 清热解毒治未病

产后正气虚，血室正开，邪毒易乘虚内侵，稽留于冲任、胞宫；且留瘀日久，易郁而化热。西医学认为，产后体虚，抵抗力低下，胎盘植入和阴道流血时间过长，易引起宫腔感染，出现发热、阴道分泌物增多或恶露异味，甚至引起败血症，危及产妇生命。《素问·四气调神大论》曰："是故圣人不治已病治未病，不治已乱治未乱，此之谓也。夫病已成而后药之，乱已成而后治之，譬犹渴而穿井，斗而铸锥，不亦晚乎。"患者产后因胞衣不下，血室未闭，易感邪毒，治疗上应谨记清热解毒防未病。因此，不可拘泥于"产后宜温"之说，而畏用寒凉之品，此时应用清热解毒之品是很有必要的。药理研究证实，清热解毒药多具有消炎、抗菌、提高免疫力的作用，对于控制全身及局部炎症有良好的疗效。临床实践也证实，治疗时稍佐清热解毒之品确能提高疗效。

四、临证用药

李克勤教授常用逐盘汤治疗本病。方由益母草、桃仁、红花、青蒿、鳖甲、生地黄、当归、川芎、赤芍、三棱、莪术、蒲黄、五灵脂、牛膝、红藤、败酱草、甘草等组成。益母草、桃仁、红花共为君药，活血化瘀；青蒿、鳖甲、生地黄、当归为臣药，滋阴清热养血；川芎、赤芍、三棱、莪术、蒲黄、五灵脂、牛膝化瘀软坚，红藤、败酱草清热解毒，共为佐药；甘草为使，调和诸药。诸药合用，消补兼施，温清并用，祛瘀不伤正，止血不留瘀，热清而无寒凝之弊，共奏逐盘清宫、祛瘀止血之效，使瘀血去、新血生、冲任和，胞宫复旧，胞衣自出。

五、验案举隅

王某，28岁，因"停经32周，胎动消失5天，B超检查示胎死宫内2天"于2013年4月19日入院。

入院后行引产术，4 月 21 日娩出胎儿，胎盘未娩出。B 超检查：子宫 11.1cm×13.8cm×7.6cm，肌层回声不均质，子宫后壁探及胎盘回声，大小约 8.4cm×9.8cm×5.4cm，后壁肌层菲薄，胎盘距浆膜层约 0.9cm。彩色多普勒超声（CDFI）检查：胎盘与后壁肌层之间探及丰富血流信号。在 B 超引导下行胎盘局部注射氨甲蝶呤 75mg。

药用当归、桃仁、红花、青蒿、鳖甲各 15g，生地黄 15g，益母草 45g，三棱、莪术、蒲黄、五灵脂、川牛膝、红藤各 15g，败酱草 20g。水煎服，每日 1 剂。

用药 6 天后患者仍有阴道少量流血。复查 B 超：子宫 9.2cm×8.7cm×7.0cm，子宫肌层增厚，残留面积 4.2cm×2.8cm，边界模糊，CDFI 未探及明显血流信号。

用药第 20 天阴道流血量增多，伴阵发性腹痛，并排出胎盘样组织，经病理检查为胎盘和绒毛组织。

第九节　产后缺乳

产后哺乳期内，产妇乳汁甚少或全无者，称产后缺乳，或产后乳汁不足、产后乳汁不行等，本病不仅出现于气血虚弱的新产后，在整个哺乳期均可见。纯母乳喂养是 6 个月内婴儿的最佳喂养方式，对母婴均有益处，我国 6 个月内婴儿的纯母乳喂养率仅为 20.8%，其中城市为 19.6%，农村为 22.3%。据报道，产后 1 个月内及以后母乳喂养失败因乳量不足者约占 34.39%。乳汁量不足是纯母乳喂养率低的主要原因之一，且由于产妇年龄趋于增高、剖宫产率上升、饮食结构不合理等诸多因素，目前产后缺乳的患者日益增多。

产后缺乳属于产后病范畴，为产科常见病、多发病，主要原因是在多种因素刺激下，下丘脑分泌的催乳素抑制因子（PIF）通过垂体门脉系统作用于垂体前叶，抑制垂体前叶分泌与合成催乳素（PRL），导致乳汁分泌少或无乳汁，不能满足婴儿生长发育的需要，导致母乳喂养失败。乳腺结构或功能不良、哺乳方式不正确、精神因素（抑郁、焦虑、恐惧、紧张、失眠等）、产妇营养及健康状况、新生儿未早期或定时吸吮、滥用避孕药等可直接或间接影响 PIF 分泌，诱发缺乳。

李克勤教授治疗本病，强调气血旺盛是根本，脉络通畅是基础。脾胃为气血之本，从脾胃、气血着眼，重视脾胃之源的调理；女子以肝为先天，强调疏通肝经乳络。虚实兼顾，通补共施，"源头"与"道路"同调，则本病可愈。

一、病因病机

李克勤教授综合前人所论，结合自己丰富临床经验，认为乳汁的化生是气血津液、经络、脏腑共同参与的结果，只有在肾精充，脾胃健，气血充，肝气顺，经脉畅，任冲二脉的精、血、津、液充足的情况下，才能有泌乳和排乳的正常进行。其气血旺盛是根本，脉络通畅是基础。临证有虚、实及虚实夹杂之别，究其根源不外乎乳汁化源不足及乳络不畅。

1. 虚证

（1）化源不足

《类证治裁》云："乳汁为气血所化，而源出于胃，实水谷之精华也，惟冲脉隶于胃，故升而为乳，降而为经。"《女科经纶》云："产后脾胃之气旺，则血旺而乳多；脾胃之气衰，则血减而乳少。此立斋治乳汁以壮脾胃、滋化源为要也。若不顾脾胃以补气血，徒从事于通乳之剂，是犹求千金于乞丐而不可得矣。"以上皆说明乳汁与气血、脾胃的关系。若气血化源不足，必致乳汁过少或缺乳，正如《妇人大全良方》所讲"元气虚，则乳汁少"，《圣济总录》也明言："产后水血俱失……故乳汁不得下。"乳房属阳明胃经，为多气多血之经，乳汁乃气血所化，源于中焦脾胃，脾胃健旺，气血充足，则乳汁化源足。若素体脾虚，或肥甘厚味伤脾，脾虚气弱，行乳无力，或脾虚生痰，痰阻乳络，亦会致乳汁甚少或全无。李克勤教授认为，产妇由于分娩用力，产时产后出汗、出血，致气血津液受损；脾胃为气血生化之源，产后脾胃虚弱，气血生化不足，故气血虚弱，无以化乳，"无气则乳无以化，无血则乳无以生"。

（2）冲任损伤

《傅青主女科》云："夫乳乃气血所化而成，无血故不能生乳汁，无气亦不能生乳汁。"冲脉为血海，亦为十二经之海，总领诸经气血，蓄溢十二经脉气血。冲脉可调节有"阴脉之海"之称的任脉，而精血津液皆属任脉所司。因此，气血津液均为冲任二脉所主导。冲、任、督脉一源三歧，皆起于小腹。李克勤教授认为，顺产腰腹部肌肉用力，必引起经脉及气血的改变；而剖宫产其位置在下腹部，金属利器所伤，必然引起冲任二脉损伤，冲任二脉功能失常，乳汁化源不足，故发为缺乳。

2. 实证

（1）肝郁气滞

《素问·举痛论》云："百病生于气也，怒则气上，喜则气缓，悲则气消，恐则气下……思则气结。"肝主疏泄，可调畅气机，气为血之帅，血为气之母，气助血行，血行气顺。而乳汁为气血所化，情志引起气血的异常，必会引起泌乳异常。《格致余论·乳硬论》云："乳子之母，不知调养，怒忿所逆，郁闷所遏，厚味所酿，以致厥阴之气不行，故窍不得通而汁不得出，阳明之沸腾，故热甚而化脓。"情志所伤不仅可导致乳汁不下，积久可能导致乳痈的发生。叶天士在《临证指南医案》中明确提出"女子以肝为先天"，肝主藏血，以血为体，为多血之脏，可储藏血液，调节血流。肝气郁结可导致血行障碍。乳汁的溢泄有赖于肝气条达，疏泄有度。《儒门事亲》曰："啼哭悲怒郁结，气溢闭塞，以致乳脉不行。"李克勤教授强调，产妇产时及产后心理及身体上有巨大的变化，易出现情志抑郁，或情志不遂，此皆会导致肝失调达，气机不畅，乳脉不通，乳汁运行不畅，故无乳，故临证也应佐以情志疏导。

（2）痰浊阻滞

李克勤教授认为，痰浊阻滞之证，有因虚致实者，也有虚实夹杂者。《济阴纲目》云："乳汁不行，气口脉涩，恶心食少，体胖，是胃虚有痰，六君子加枳实、通草。"其说明了因虚致实的缺乳因机，并提出了治疗方药。《医方论·消导之剂》云："多食浓厚，则痰湿俱生。"《景岳全书·妇人规》曰："肥胖妇人痰气壅盛，乳滞不来。"李克勤教授指出，随着社会的发展，诸多产妇产前盲目进补，致体型肥胖，亦有素体肥胖痰湿内盛者，或产后恣食膏粱厚味，致脾失健运者。脾主运化水湿，脾失健运，湿气无以运化，聚而成痰，痰气阻滞，乳脉乳络。

李克勤教授认为气虚，本无力行乳，复因痰阻乳络，乳络不通，乳汁则无路可下。此外，部分产妇孕前及产后情志不舒，气机郁滞，影响津液运行，水液运行受阻，聚而为痰，阻滞乳络，也可使乳汁不下。

二、临证思路

虚者补而行之，实者疏而通之，本虚标实则标本兼顾。临床需审证求因，做到补中有疏，行中有补，补而不滞，疏而不散。李克勤教授强调产后多虚，治疗时首当补益脾胃，以滋气血之源，同时兼顾他脏，理顺气机经络，使乳汁排出之路通畅，做到补散适当，不生弊端。再配以食疗及充分的休息，以确保乳汁生化及运行正常。

三、治则治法

李克勤教授强调临证需严格掌握辨证要点，据虚实之证的不同，随证加减。虚则补之，实则疏之，调理气血，通络下乳。补时应防止滞邪、助邪，纵产后多虚，但亦不宜太补，恐虚不受补，产生弊端；开郁勿过耗散，气散则血不行，乳汁不得下；祛湿兼健脾，脾健则水谷精微得化，痰湿亦得去。同时还耐心指导产妇采取正确哺乳姿势，强调保证产妇充分休息，注意产妇日常饮食，如多汤水饮食，有足够的营养和水分摄入，方能保证乳汁生化及运行正常。

四、临证用药

自拟通乳方：炒白芍、当归、川芎、地黄、柴胡、白术、陈皮、漏芦、通草、桔梗、白芷、天花粉、路路通、木香、炒王不留行、黄芪。

此方由下乳涌泉散加减而成，有疏肝解郁养血、通络下乳之效。临证依据患者之寒热虚实，随证加减。方中柴胡苦辛微寒，芳香疏泄，善调达肝气，舒肝解郁；当归甘补温润，辛温行散，善补血活血；白芍酸甘微寒，善养血、柔肝。三药同用，既疏解肝郁，又养血补虚，故为君药。地黄甘补苦泄寒清，善滋阴清热凉血，防肝郁化火伤阴；川芎为"血中之气药"，辛温行散，疏理气机，使方中补而不滞；炒王不留行苦泄性平，行散通利，善活血通经下乳；路路通为"表散药中之向导"，可调达十二经，亦可下乳；通草甘淡微寒通利，善清热通气下乳；漏芦苦寒清泄，既清热解毒消痈，又通下乳汁。以上诸药合而为臣，助君药利气、通乳。天花粉苦寒清泄，微甘而润，既清热生津消肿，又"补虚安中"；桔梗苦辛泄散而平，善开宣肺气而利于疏理肝气；白芷辛香温散，既善通窍消肿止痛，又能"破宿血，生新血"；黄芪，补元气，"肥白而多汗者为宜"，《本经逢原》云："黄芪，能补五脏诸虚，治脉弦自汗"；陈皮理气化痰，调畅肝气，助肝行疏泄之功；白术健脾益气兼燥湿，《本草汇言》云："脾虚不健，术能补之，胃虚不纳，术能助之"。脾气健，湿气走，气血充裕，乳汁化源足则可下。上药共为佐药，健脾生血，清热通窍，消肿止痛，助乳汁化源同时又可防乳汁壅滞、乳房结块肿胀作痛。木香，性味辛温，归肝、脾、肺经。《本草纲目》言木香乃三焦气分之药，能升降诸气；《药品化义》言木香，香能通气，和合五脏，为调诸气要药。木香可行气止痛，健脾消食，通调气机，使气血调顺，乳汁得下，作为使药。

若患者气血虚弱明显，则去柴胡、漏芦、路路通等，加重党参、黄芪等健脾益气之品。若患者气急易怒，乳房胀且痛，可加醋青皮疏肝破气，消积化滞。《本草图经》言青皮"主气滞，下食，破积结及膈气"。青皮与柴胡配伍，使得疏肝解郁、调达肝气作用增强，肝气疏，则乳汁下。若伴有失眠、汗出、多梦，可加炒枣仁养心益肝，安神敛汗，《本草纲目》云："其仁甘而润，故熟用疗胆虚不得眠，烦渴虚汗之证，生用疗胆热好眠。"若痰湿阻滞明显，则可与二陈汤合用。

五、验案举隅

案例1

刘某，女，29岁。初诊：2020年8月7日。

主诉：产后36天，乳汁不足。

现病史：剖宫产后双乳房胀痛，时有胸胁胀满，乳汁稠，量少，婴儿吸吮后仍哭闹，无明显吞咽声，每日需添加奶粉6～7次。患者有纯母乳喂养意愿，要求中药调理。刻下患者语声稍急，易生闷气，面色萎黄，食欲差，睡眠一般，二便可，舌质红，苔薄白，脉滑。

B超检查：哺乳期乳腺，双乳多发囊性结节。

诊断：产后缺乳，肝郁气滞证。

治法：疏肝解郁，通络下乳。

处方：炒白芍10g，当归10g，川芎6g，生地黄10g，柴胡6g，白术10g，陈皮10g，漏芦10g，通草3g，桔梗6g，白芷6g，天花粉10g，路路通15g，蒲公英6g，炒王不留行12g。

嘱患者保持平常心态，注意休息，调畅情志，采用正确哺乳姿势，增加婴儿吸吮次数，进食有营养易消化食物，如猪蹄、鲫鱼、豆腐等熬汤服下，禁寒凉或辛热刺激、煎炸、肥甘油腻之品。

二诊：2020年8月15日。服药后脾气较前平和，食量有所增加，睡眠较前好转，双乳痛感明显减轻，稍有胀感，乳汁稀稠适中，婴儿吸吮后未再哭闹，能听到吞咽声，吸吮双乳房后可安睡，哭闹次数减少，夜间喂奶粉1～2次，白日需添加奶粉2～3次。患者面色欠红润，时有汗出，偶有口干，舌质红，苔薄白，脉弦。

原方天花粉加至15g，加黄芪30g，太子参6g。14剂。

三诊：2020年9月1日。服药后面色红润，愿意交流，汗出较前好转，双乳有胀感，无疼痛，乳汁稠稀适中，婴儿不需添加奶粉，仍时有口干，眠可，二便调，舌红，苔薄白，脉缓。

上方再进 14 剂。

半月后随访，诸症皆除，乳汁足，婴儿体重 40 余天增加 2kg。嘱多汤汁饮食，调畅情致，适量运动。

按语：《丹溪心法》云："乳房阳明所经，乳头厥阴所属。"乳房内腺管可泌乳，乳头为乳汁最后之出口，故阳明气血足，乳汁来源便足，厥阴气机顺，则乳汁出口通畅。而《乳痈论》也有乳房阳明所经、乳头厥阴所属之论，其言缺乳因机："凡乳母不知调养，愤怒所逆，郁闭所遇，厚味所酿，以致厥阴之气不行，故窍不得通，而汁不得出，阳明之血沸腾，故热甚而化脓。"临证观察，肝气郁滞在缺乳中主要表现乳房胀痛、脾气急，此方有疏肝解郁、行气通乳兼清热之功效。

李克勤教授认为，剖宫产手术操作、术后疼痛致产妇心理及情绪变化明显，久而情志郁结，肝气疏泄失职，气机不畅，窍不得通，乳汁涩少；乳络不通，乳汁不行，积久则稠；胸胁为肝经所布，肝气郁结，疏泄不利，气机不畅，故胸胁胀满，乳房胀痛；肝经气滞，脾胃受累，故食欲不振；肝气不舒，则气急易怒；舌质红，苔薄白，脉数，为肝郁气滞之征。故治疗应疏肝解郁，通气下乳，正对方证。方中柴胡疏肝解郁，可疏调气机，主散；当归、生地黄、白芍滋阴养肝，补血养血，与柴胡之散相得益彰，散中有补；王不留行、漏芦、路路通，通络下乳，主通；桔梗、通草宣络通乳，主宣，宣通相互配合，使下乳之路更通畅；白术、陈皮益气健脾，培补中焦，以滋乳汁之源头；白芷，阳明经药，又有通窍之效，窍通则乳得行；

《医林纂要》云："蒲公英，通乳汁，以形用也。"故以天花粉、蒲公英清热通窍，消痈散结，以防发展为乳痈。部分产后缺乳为乳汁淤积，乳络不通，积久则化热，热壅肉腐则成脓，有未病先防之意。全方共奏疏肝解郁、通络下乳之效。另外，服药的同时还应适当进食豆类、鸡、鱼等营养物质，应注意培养、锻炼婴儿吸吮母乳的能力、习惯，以及采用正确的哺乳姿势，提高母乳喂养的成功率。

案例 2

陈某，女，23 岁。初诊：2020 年 9 月 12 日。

主诉：顺产后乳汁少 1 周。

现病史：顺产后双乳房无胀感，婴儿吸吮时哭闹，不喜吸吮，每日需添加奶粉 9～10 次。产妇希望纯母乳喂养，故来门诊要求中药调理增加泌乳量。刻下见患者精神不振，语声低，面色无华，自觉身困乏力，纳差，眠差，大小便可，舌淡，苔薄，脉细微弦。

诊断：产后缺乳，气血亏虚证。

治法：补益气血，佐以通乳。

处方：黄芪 15g，当归 10g，麦冬 9g，通草 15g，炒白芍 6g，川芎 6g，生地黄 12g，桔梗 10g，陈皮 10g，天花粉 10g，路路通 15g，王不留行 15g，酸枣仁 20g，炙甘草 10g。

二诊：2020 年 9 月 21 日。服药后患者精神状态较前明显好转，身困乏力稍减轻，食量有所增加，睡眠质量稍好，进食后双乳房稍有胀感，婴儿喜吸吮，吸吮时能听到吞咽声，但乳汁稀，双侧乳房吸吮后能安睡一段时间，哭闹次数减少，夜间喂奶粉 2～3 次，白日需要添加奶粉 4～5 次。患者面色较前红润，时口干，唇舌淡白，苔薄白，脉弱。

原方天花粉改为 15g，加太子参 6g。再服 7 剂。

三诊：2020 年 9 月 26 日。服药后身困、乏力明显减轻，饮食量可，乳汁稠稀适中，白天添加奶粉 1 ~ 2 次，口干缓解，眠安，二便正常，舌红，苔薄白，脉缓。

上方再服 14 剂。

2 周后电话回访，诸症悉除，乳汁充足，婴儿体重 1 个月增加 1400g。嘱多食汤汁丰富的饮食，保持情志舒畅，适量运动。

按语：《本草纲目·人部·乳汁》云："盖乳乃阴血所化，未受孕则下为月水，既受孕则留而养胎，已产则变赤为白，上为乳汁。"说明了乳汁的来源。《景岳全书》云："若产后乳迟或乳少者，由气血不足，而犹或无乳者其为冲任之虚弱无疑也。"孙一奎在《赤水玄珠》中也云："若元气虚弱，则乳汁短少。"此皆言明了缺乳之病因。《陈素庵妇科补解·产后众疾门》云："至于产后乳少，大补气血则胃气平复，胃旺则水谷之精以生新血，血充则乳自足。"《傅青主女科》言论治本病应着眼于"气血"，虚则补之，实则疏之，此则是讲明了治则。

李克勤教授认为，脾主运化水谷精微，胃主摄纳，为气血生化之源。脾司中气，"生血"亦"统血"，乳汁以血为源，胃主受纳，腐熟水谷，为多气多血之腑，所化生气血亦为乳汁所必需，因此，脾胃功能健壮，气血充足，则冲脉、任脉气血充盛，为产后乳汁来源提供可靠的保证，正如《女科经纶》所言："产后脾胃之气旺，则血旺而乳多。脾胃之气衰，则血减而如少。"乳汁乃气血所化，气旺血行则乳汁足，气虚则乳汁

少，气行则乳汁下。气血虚弱，乳汁化源不足，无乳可下，故
乳汁少或全无，乳汁稀薄。乳汁不充，故乳房柔软无胀感；气
虚血少，不能上荣头面四肢，故面色少华，身困乏力；舌淡，
苔薄白，脉细弱，均为气血虚弱之征。方中黄芪补气生血，生
地黄滋阴养血，二者相配，补益气血以充源；当归补血活血，
麦冬通经枯，乳汁不下，兼有下乳之作用，二者相合，养血滋
液；白芍养血柔肝；天花粉清热养液；陈皮理气健脾，气行则
血行，使补而不留滞；通草、路路通、王不留行宣络通乳；桔
梗载药上行；枣仁补肝、宁心、生津，可养肝阴以助眠，生津
止渴；甘草调和众药，且可补益气血。

第十节　产后身痛

　　产妇在产褥期，出现肢体关节酸楚、疼痛、麻木、重着等
症状，称为产后身痛，俗称"产后风"。与内科的痹证同中有
异。本病名首见宋代郭稽中《产育宝庆集》，并描述其症状。
《诸病源候论》云："柔风者四肢不收，或缓或急，不得俯仰
也。"认为产后身痛可有轻重缓急之异。

一、病因病机

1. 气血亏虚为发病的内在基础

　　《圣济总录》言："妇人纯阴，以血为本，以气为用，在上

为乳饮，在下为月事。"女子的经、带、胎、产、乳等生理功能均需血濡养，故血分病变常可影响女子机体正常运转而出现疾病，产后身痛为产后病，亦与之相关。《医学心悟》曰："产后遍身疼痛，良由生产时百节开张，血脉空虚，不能荣养，或败血乘虚而注于经络，皆令作痛。"产妇素体血虚，加之孕期气血下聚胞宫以养胎元，产时出汗、失血，耗气伤血，或产后失血过多，同时部分血液化生乳汁，阴血愈虚，四肢百骸、筋脉关节失于濡养，不荣则痛。《备急千金要方》曰："妇人产讫，五脏虚羸。"《傅青主女科》云："凡病起于血气之衰，脾胃之虚，而产后尤甚。"气血羸弱，脏腑失养，功能失司，经络失养，不荣则痛。《妇科玉尺》云："产后真元大损，气血空虚。"四肢百骸阴血空虚，筋脉关节不得濡养，而发酸楚、麻木、疼痛。《校注妇人良方》云："产后遍身疼痛者，由气虚百节开张……以致肢体沉重不利，筋脉引急，发热头痛。"进一步指出，产后身体素虚，血运失常，痹阻关节，而致肢体沉重，筋脉拘紧，不通则痛。

2. 风寒湿邪乘虚而入是发病的外在因素

产妇产后百脉空虚，卫表不固，腠理不密，若起居不慎，风寒湿邪乘虚而入，稽留于经络，影响气血的正常运行，瘀阻经络而痛。《妇人大全良方》云："夫产后中风、筋脉挛急者，是气血不足，脏腑俱虚，日月未满而早劳役，动伤腑脏；虚损未复，为风邪冷气初客于皮肤经络，则令人顽痹不仁，羸乏少气，风气入于筋脉，夹寒则拘急也。"其认为产后气血不足，脏腑虚损未复，风寒湿之邪客于经络，气血失和，卫闭营郁而痛。加之产后百节开张，卫阳失司，腠理不固，邪气内乘，血行不畅，经络失养为病。《女科经纶》曰："去血过多，虚而风寒袭之，亦为疼痛。"阐述了产后血气虚，风寒湿邪乘虚而入，致使气血凝滞，经络不通，"不通则痛"，导致疾病的产生。风性轻扬开泄，易袭阳位，风邪侵袭，致肌肤"顽痹不仁，羸乏少气"，出现关节疼痛；寒性凝滞、收引，寒邪侵袭，疼痛剧烈；湿性重浊、黏滞，湿邪侵袭，肢体酸痛重着，肌肤不仁。

李克勤教授认为，产后因失血、产伤等因素导致气血亏虚，血虚者血行于脉中，滞而不能滋荣一体，气虚者气行于脉外，壅而不能周通一身，加之产后哺乳，故而此时产妇气血亏虚，筋脉关节失于濡养。且风寒湿邪乘虚而入，稽留于经络，影响气血的正常运行，瘀阻经络而痛。产后体虚、气血不足为本病重要的内在病因，风、寒、湿邪乘虚而入为其外在因素，不同的病因可单独为病，又可互相兼见，从而表现为虚实错杂的证候。

二、临证思路

"女子以血为先天"，妇人孕期，气血下聚以养胞胎，本已属阴血不足之态；加之产后百节空虚，腠理疏松，卫表不固，易感外邪，故在临床上无论虚实，总以调和营卫气血为要，用药不宜过偏，当以平和为要。

三、治则治法

《丹溪心法》云:"产后无得令虚,当大补气血为先,虽有杂症,以末治之。"治疗应以补益气血为原则。《沈氏女科辑要笺正》更明确记载了本病治法:"此证多血虚,宜滋养,或有风寒湿杂至之痹,以养血为主,稍参宣络,不可峻投风药。"即产后身痛多为血虚之证,纵然虚实夹杂,也应以补虚为主,不可峻投风药,因风药走窜力过强,易耗伤气血津液。李克勤教授综合诸家观点,结合自己多年临床经验,认为本病多发生于产后气血尚未调和之时,因此治疗上无论虚实,应本着"勿拘于产后,亦勿忘于产后"的原则,当以养血益气为主,兼祛风止痛,以补虚为本,祛邪为标,标本同治,方可使内外畅达,病祛身安。

四、临证用药

自拟产后身痛方:黄芪、桂枝、白芍、当归、鸡血藤、川芎、防风、秦艽、细辛、羌活、独活、伸筋草、威灵仙、醋延胡索。

黄芪、桂枝、白芍为黄芪桂枝五物汤之主药。黄芪桂枝五物汤(《金匮要略》)治疗血痹,症状以肢体局部麻木为主,病机为阴阳俱虚,营卫气血不足,与产后身痛有相似之处。黄芪甘温益气,补在表之卫阳;桂枝散风寒而温经通痹;桂枝得黄芪,益气而振奋卫阳;黄芪得桂枝,固表而不致留邪;芍药养血和营,《日华子本草》言其"治风补痨,主女人一切病,并产前后诸疾，通月水……妇人血运"。三药合用，既可温养卫气营血以扶正，又可散风寒，通血脉，祛除邪气。黄芪、当归相配，取当归补血汤益气养血之意。鸡血藤补血，又舒筋活络。醋延胡索辛温，活血、行气、止痛，《本草纲目》云："延胡索，能行血中气滞，气中血滞，故专治一身上下诸痛，用之中的，妙不可言。盖延胡索活血化气，第一品药也。"细辛气味俱厚，走窜力强，《新修本草》言其"安五脏，益肝胆……利九窍"。秦艽苦能燥湿，辛能散寒，可祛风除湿。防风、白芷辛温行散，以祛风解表，胜湿止痛，通络散寒。羌活善祛上部风湿，独活善祛下部风湿，两药相合，能散一身上下之风湿，通利关节而止痹痛。川芎活血行气，旁通经络，祛风止痛。伸筋草、威灵仙祛风通络。纵观全方，气血双补，以补血为主，濡养筋脉，祛风散邪，调和营卫，从根本上治疗产后身痛。其中细辛、伸筋草、威灵仙、醋延胡索，哺乳期避免使用，以免通过乳汁使婴儿吸收，影响健康发育。

湿邪较重，肢体酸楚甚者，加苍术以助祛湿通络；风邪束表明显者，加生姜、大枣以调和营卫；腰背酸痛者，加杜仲、桑寄生等补肾气；邪有化热之象，关节肿大、苔薄黄者，加知母、苍术、黄柏等清湿热，通关节；出汗较多者，加煅牡蛎、浮小麦收敛固涩止汗；夜卧不安者，加合欢皮、夜交藤安心宁神；乳汁不足者，加王不留行、漏芦活血通经下乳。

李克勤教授强调，治疗上除分辨虚实外，还应辨明病位，分经论治，能起到事半功倍的效果。头痛明显者，加藁本；肩背、上肢痛者，加葛根；痛在腰背者，加杜仲、狗脊；下肢痛者，加川牛膝；足跟痛者，加补骨脂、续断。

本病的预防调摄很重要，李克勤教授在诊病时每嘱患者勿用力劳作，以免耗气伤血；饮食宜柔软易消化，勿过食生冷辛辣和煎炒之品；紧密结合产后患者多虚多瘀多寒的病机特点，注意保暖防寒，以更好地配合药物治疗。

五、验案举隅

案例1

高某，女，35岁，已婚。初诊：2021年3月5日。

主诉：产后42天，双肩部、膝关节酸痛。

现病史：患者产后双肩部、膝关节酸痛，屈伸不利，恶风，活动及受凉后加剧，休息或得热后稍缓解。现处哺乳期，乳汁可，汗出多，活动后明显，气短，寐浅。各疼痛关节未见红肿，查血常规、血沉均未见异常。舌略暗，有齿痕，苔薄腻脉缓。

既往前置胎盘病史。平素月经规律，经期6～8天，周期30天，量中等，无痛经。

诊断：产后身痛，证属气血亏虚，营卫失调。

治法：益气补血，调和营卫，通络止痛。

处方：黄芪30g，桂枝12g，白芍15g，鸡血藤15g，小通草3g，炒王不留行10g，川芎10g，防风10g，浮小麦15g，当归10g，炒白术10g，秦艽5g。5剂，水煎服，每日1剂，早晚分服。

嘱患者注意饮食起居，注意保暖，避免居住在寒冷潮湿的环境。

二诊：2021 年 3 月 10 日。服上方病情好转，关节不适有所减轻，仍汗出，气短，睡眠改善，面色渐有血色，大便偏干。舌淡红，苔薄白，脉细稍有力。

上方去炒白术，加白术 10g，茯苓 10g，煅牡蛎 10g，继服 7 剂。

三诊：2021 年 3 月 17 日。诸症好转，面色红润，舌淡红，苔薄白，脉略滑。

继服上方 7 剂，以巩固药效。

后随访身痛未作。

按语：产后身痛是产妇在产褥期内因起居不慎，当风感寒，出现筋骨关节肌肉酸楚、疼痛、重着甚或屈伸不利的疾病。《医宗金鉴》云："产后遍身疼痛，多因去血过多，营血不足，或因风寒外客，必有表证。"产后妇人多血虚之体，正气不足，外邪风寒湿乘虚而入，令血脉泣凝不行，不通不荣，而致四肢关节僵直疼痛。风邪外袭，卫气不固，而汗出畏风。《临证指南医案》云："风湿瘆肿，举世皆以客邪易散，越治越剧，不明先因劳倦内伤也，盖邪之所凑，其气必虚。"所以本病应以调补营卫、益气养血为主。方中黄芪益气固表；当归、白芍养血和营；桂枝助卫阳，通经络，解肌发表，祛在表之风邪，桂枝、芍药合用为调和营卫的基本结构；川芎活血行气止痛，使其补而不滞；防风、秦艽为常用祛风湿、通络止痛之品；鸡血藤活血通络；通草、炒王不留行通经下乳；浮小麦固涩敛汗；佐以炒白术健脾和胃。诸药配伍，相得益彰，补益气血与祛风湿并用，扶正与祛邪兼顾，调和营卫，表里同治，使风湿俱去，诸症自除。

案例 2

王某，女，31 岁，已婚。初诊：2020 年 12 月 20 日。

主诉：产后 40 天，腰背关节疼痛。

现病史：40 天前足月顺产一子，产时产后流血不多，血性恶露 8 天干净，乳汁不多，清稀。孕前工作繁忙，常有精神疲乏、容易外感、食少便溏等症状。产后受风受凉，之后渐出现腰背关节疼痛，遇风感寒疼痛加重，休息后无明显减轻，未服药治疗。就诊时身痛症状如前，微恶风寒，面色萎黄，神疲乏力，纳谷不香，大便不实，白带量多，色白清稀，无异味。各疼痛关节未见红肿，查血常规、血沉均未见异常。舌淡胖，有齿痕，苔薄白，脉细缓。

月经规律，经期 6 天，周期 30 天，量中，无痛经。

诊断：产后身痛，证属气血亏虚，营卫不和。

治法：补益气血，调和营卫。

处方：炙黄芪 30g，桂枝 15g，白芍 15g，当归 10g，鸡血藤 15g，川芎 12g，防风 15g，补骨脂 15g，桑寄生 3g，羌活 12g，独活 12g，枸杞 12g，大枣 10 枚，砂仁 12g（后下），生姜 3 片，炙甘草 6g。7 剂，水煎，每日 1 剂，早晚分服。

嘱其注意保暖，少食生冷。

二诊：2020 年 12 月 27 日。服药后身痛恶寒略有好转，精神、饮食可，大便不稀，脉舌如前。治守前法，原方继服 7 剂。

三诊：2021 年 1 月 4 日。药后诸症好转，上方去独活、羌活，桂枝减至 10g，继服 7 剂。

后随访诉身痛症状消失。

按语：本案患者属于产后气血亏虚，营卫不和，腠理空虚，风寒湿邪乘虚而入，稽留关节、经络所致。《妇科玉尺》云："产后真元大损，气血空虚。"《经效产宝·产后中风方论》云："产后动血气，风邪乘之。"患者素体脾胃虚弱，气血不足，产时产后又耗伤气血，致使经脉肌肉失于濡养而身痛；加之产后失于调摄，正气亏虚，风寒之邪外侵，营卫不和，故腰背关节冷痛，微恶风寒；其余症状均为气血亏虚、营卫不和所致。李克勤教授运用产后身痛方灵活加减治疗获效。方中重用炙黄芪益气升阳，固表止汗，为君，能补三焦而实卫，为玄府御风之关键，药理研究发现黄芪可以增强机体免疫功能，包括细胞免疫、体液免疫及非特异性免疫。当归、枸杞、川芎等养血活血，寓"治风先治血，血行风自灭"之意，且黄芪配当归，取当归补血汤之意，多用于治劳倦内伤、气血虚弱证，使阳生阴长，气生血旺，补产后之虚，扶正固表，防邪入侵；桂枝，味辛、甘，性温，具有解肌发表、温通经脉、助阳化气功效，《本草经疏》云其："实表祛邪，主利肝肺气，头痛，风痹骨节疼痛"；鸡血藤养血活血通络，对血虚血瘀之痛痹效佳，善治"络中之血虚"；佐以防风，防风走表而散风邪，合黄芪以益气祛邪，且黄芪得防风固表而不致留邪，防风得黄芪祛邪而不伤正，有补中寓疏、散中寓补之意；羌活辛散祛风，味苦燥湿，性温散寒，能散寒祛风胜湿而止痛；独活辛苦微温，功可祛风除湿，散寒通痹止痛；补骨脂、桑寄生温肾壮腰止泻；砂仁健脾开胃。诸药合用，补益气血，调和营卫，散寒祛风，壮腰止痛，可治愈产后身痛病。

第十一节　盆腔炎性疾病

　　盆腔炎性疾病，包括子宫内膜炎、输卵管炎、子宫肌炎、卵巢炎及脓肿、盆腔结缔组织炎、盆腔腹膜炎等，是女性上生殖道感染性疾病的总称。病变可累及多个组织，临床以输卵管炎最为常见。根据起病缓急，盆腔炎可分为急性和慢性两类。若盆腔炎性疾病日久迁延不愈，可导致盆腔粘连、输卵管阻塞，进而发展为不孕、输卵管妊娠、慢性盆腔痛等，严重危害女性健康。

　　生殖道自然防御功能遭到破坏、机体免疫功能下降、内分泌水平变化以及外源性病因体的侵入均可导致炎症的发生。常见的导致盆腔炎发生的病原体可分为内源性、外源性两种。内源性病原体来自寄居于阴道内的微生物群，包括需氧菌及厌氧菌，目前以混合感染较为多见。常见的需氧菌及兼性厌氧菌如金黄色葡萄球菌、溶血性链球菌、大肠埃希菌，厌氧菌如脆弱类杆菌、消化球菌等。厌氧菌感染容易形成盆腔脓肿。外源性病原体以性传播疾病的病原体为主，如沙眼衣原体、淋病奈瑟菌等。临床上，导致盆腔炎性疾病发生的主要外源性病原体为沙眼衣原体及淋病奈瑟菌。两种来源的病原体通常混合感染，也可单独存在，经过直接蔓延、沿生殖道黏膜蔓延、经血液循环传播及经淋巴系统蔓延四种感染途径，造成上生殖道的感染。

　　盆腔炎性疾病临床可表现为持续性下腹痛、阴道分泌物增加，甚则高热、寒战、头痛。经期发病可表现为月经量多、经期延长。若有脓肿形成，可出现下腹包块及局部压迫刺激。根据其临床表现，盆腔炎性疾病可见于中医学"带下病""癥瘕""妇人腹痛""月经病""热入血室""不孕"等病证中。《金匮要略·妇人杂病脉证并治》云："妇人六十二种风，及腹中血气刺痛，红蓝花酒主之。"其治疗用药，仲景认为："妇人腹中诸疾痛，当归芍药散主之。"《妇人大全良方》认为，寒邪侵袭，搏结于气血，正气虚弱，是小腹疼痛的主要病因。《诸病源候论》云："小腹急，下引阴中如刀刺，不得小便，时苦寒热，下赤黄汁，病苦如此，令人无子。"其描述了盆腔炎性疾病导致的不孕。众多医籍从不同方面阐述了本病的病因及诊疗思路，为盆腔炎性疾病的现代中医药研究奠定了坚实的理论基础。

一、病因病机

盆腔炎性疾病多因热、毒、湿、瘀、寒而起，常虚实夹杂，病位在冲任、胞宫，主要涉及肝、脾、肾三脏。临床以热毒炽盛、湿热瘀结、寒湿血瘀、肝郁肾虚证多见。

1. 热毒炽盛

宫腔操作后或经期，体弱胞虚、气血不足之际，卫生保健不当，邪毒乘虚侵袭，稽留于冲任及胞宫脉络，与气血相搏结，邪正交争，化热酿毒，热盛毒炽，则腐肉酿脓，见发热、腹痛、带下增多等症状。

2. 湿热瘀结

湿与瘀是本病发病重要的因素。经行产后，余血未净，湿热之邪内侵，与血搏结，瘀阻冲任，湿热内结于少腹，见带下增多；胞脉不畅，不通则痛，则见腹痛。

3. 寒湿血瘀

寒湿之邪客于冲任胞宫，凝于血脉，血行不畅，结而为瘀，故见小腹冷痛；寒浊内生，下注冲任，带脉失于固摄，故见带下清稀。若用药过寒，亦可导致寒湿壅阻胞脉，与血相搏。

4. 肝郁肾虚

肝气郁结，肝主疏泄失常，气机不畅，血与津液运行不利而化湿生瘀。湿热瘀血等病理产物日久耗伤气血，伤及肾阳，肾阳不足，胞脉失于温煦，阴寒内盛，出现小腹冷痛、腰冷痛、倦怠乏力等症。

二、临证思路

1. 辨缓急

对于盆腔炎性疾病的治疗，李克勤教授首先辨别处于急性期或慢性期。急性期治疗以清热解毒、活血化瘀为主，以祛邪为先，结合患者实际情况配合抗生素治疗。若为慢性盆腔炎性疾病，在清热、活血、化瘀的基础上，针对其病程缠绵的特点，在治疗用药时加用补虚药，扶正与祛邪兼顾。

2. 辨证论治，对症治疗

针对盆腔炎性疾病，根据患者主要临床表现，重视抓主症治疗，辨证论治。对于热毒壅盛者，李克勤教授治以清热解毒，化瘀止痛；湿热瘀结者，治以清热利湿，活血消痛；寒湿血瘀者，治以温经散寒，活血化瘀；肝郁肾虚者，治以疏肝解郁，温肾利湿。

3. 内外并治，联合用药

在中药口服基础上，李克勤教授常联合中药保留灌肠。灌肠疗法可以使药物直达病所，更好地改善盆腔血液循环，消除局部充血水肿，软化周围粘连增生组织，达到消炎消包块的目的。且灌肠疗法可避免大量口服清热药物，导致脾胃损伤。

4. 防治结合，重视宣教

盆腔炎性疾病的发生与反复宫腔操作、不洁性行为，以及经期、产褥期卫生不良相关，此为可避免因素。因此，李克勤教授坚持预防与治疗并重的理念，积极对就诊患者进行宣教。嘱患者加强预防意识，避免不洁性生活；做好避孕措施，减少流产次数；做好经期、产后及流产后的卫生保健工作，避免盆腔炎的发生；对于急性盆腔炎性疾病要积极、尽早、彻底治疗，防止其转为慢性而反复发作。

三、治则治法

李克勤教授认为，盆腔炎性疾病治疗需分期。急性盆腔炎性疾病治疗以清热解毒为主，祛湿化瘀为辅；而慢性盆腔炎性疾病多虚实夹杂，寒热错杂，湿、瘀贯穿其中。湿邪黏滞缠绵，导致此病病程长，日久难愈。若患者素体阳虚，兼见寒湿阻滞，湿邪易从阳化热，阻滞气机，导致血瘀，因此在治疗中李克勤教授主张治以清热除湿或散寒除湿，并兼顾活血化瘀。正气存内，邪不可干，邪之所凑，其气必虚。若正气充足，则气血得以温养，瘀血流通，湿浊可消，故李克勤教授认为扶正在慢性盆腔炎性疾病的治疗中同样需要重视。

四、临证用药

1. 病证结合，选方施药

急性盆腔炎性疾病伴有高热寒战，李克勤教授常选用五味消毒饮合大黄牡丹汤加减。低热，兼见带下量多色黄，舌红苔黄腻等，湿热之象明显者，则选用龙胆泻肝汤加减。李克勤教授喜用赤芍、败酱草、蒲公英、金银花、红藤、连翘、大黄、薏苡仁、川楝子、元胡等药物。其中大黄清热泻火，荡邪外出；金银花、连翘、蒲公英散滞气，化热毒；薏苡仁、败酱草排脓破血；赤芍破瘀，散血滞，止腹痛；大血藤活血散瘀；川楝子、元胡活血理气止痛。现代药理学证明，败酱草、蒲公英、金银花、大血藤等药物均有广谱抗菌作用，对金黄色葡萄球菌等病原体有抑制作用。

李克勤教授在慢性盆腔炎性疾病治疗中，根据患者主要临床表现，选方施治，对症用药。若腹痛明显，则选用当归芍药散加减；若带下异常，则常用完带汤或止带汤加减以止带；若合并输卵管不通，以通任种子汤为基础，常配伍路路通、丝瓜络等通管助孕；若瘀阻胞宫结为癥瘕，多用桂枝茯苓丸配伍浙贝母、夏枯草、橘核、荔枝核等消癥散结。

2. 重视温阳与扶正药物

"阳气者，若天与日，失其所则折寿而不彰。"阳气足，则周身气血津液运行顺畅，阳虚则寒凝，气滞血瘀，水湿内停。慢性盆腔炎性疾病病程长，缠绵难愈，多见虚实夹杂。因此李克勤教授在治疗中重视温阳与扶正，常选用附子、肉桂、小茴香以扶阳逐湿，选用党参、炒白术、黄芪等健脾益气，补中扶正。

3. 内外结合，药到病所

李克勤教授常选用没药、丹参、五灵脂、莪术、败酱草、蒲黄、大血藤、虎杖等药物，进行保留灌肠，协助口服汤剂，共奏祛邪扶正之效。其中莪术、五灵脂、没药、蒲黄、丹参活血祛瘀通络，有改善盆腔内血液循环作用；败酱草、大血藤、虎杖清热解毒，促进炎症消退。药物经由肠壁、黏膜直接在盆腔发挥作用，可更好地发挥药效，缩短疗程。

第十二节　不孕症

凡婚后未采取避孕措施，且性生活正常而未受孕者，为不孕症。根据有无妊娠史，可分为原发性不孕与继发性不孕。若夫妇一方有先天或后天生殖器官解剖生理方面的缺陷或损伤，无法纠正而不能妊娠，为绝对性不孕，如先天性卵巢发育不全、子宫发育异常等；若纠正妨碍受孕因素后能够妊娠，为相对性不孕，输卵管不畅、排卵障碍、子宫病变为导致相对性不孕的常见因素。

不孕症，古称"全不产"或"断续"，为历代医家所重视。"不孕"病名首见于《周易》渐卦九五爻"妇三岁不孕"。《素问·上古天真论》则首次对妇人妊娠机理进行阐述："二七而天癸至，任脉通，太冲脉盛，月事以时下，故有子。"提出肾气充盛、任脉和调乃是女子行经、受孕的基础。《金匮要略·妇人杂病脉证并治》云"女子风寒在子宫，绝经十年无子"，首创温经汤，其为调经祖方，亦是现有文献记载的首张种子方。《针灸甲乙经·妇人杂病》提出瘀血致不孕的机理，其认为："女子绝子，衃血在内不下。"《诸病源候论》设有"无子候"，明确指出不孕症是不同妇科病引起的后果，如"月水不利无子""子脏冷无子"等。《妇人大全良方》亦设"求嗣门"以论妇人无子。明清时期，《妇人规》强调："种子之方，本无定轨，因人而药，各有所宜。"指出不孕症应该辨证论治。《傅青主女科》则分设"身瘦不孕""胸满不思食不孕""下部冰冷不孕"等十类不孕，重视肾、肝、脾、心及督、带之调节。历代医籍均对不孕症的分类、病因病机、辨证论治等进行了论述，留下宝贵治疗经验，为不孕症的现代中医药治疗奠定了坚实基础。

一、病因病机

1. 肾虚

肾为封藏之本，主生殖。若先天肾气不足，或因房事不节、久病劳伤、高龄等后天因素导致肾气亏虚，则冲任虚衰不能摄精成孕；素体虚寒，肾阳不足，命门火衰，则生化失期，不能摄精成孕；若房劳多产、大病久病，或大量失血，导致肾阴损耗，血海空虚，或阴虚内热，热扰冲任，血海不宁，均不能摄精成孕，导致不孕症。

2. 肝气郁结

肝藏血，主疏泄，可调达气机，使血行通畅。若平素情志不遂，致肝失疏泄，冲任不能相资，血海蓄溢失常，不能摄精成孕。肝郁亦能克脾，脾为气血生化之源，脾伤不能滋养通达任带经脉，任带失调，致胎孕不受。且日久不孕者，多见郁郁寡欢，气机不畅，亦可使肝郁更甚，二者互相影响。

3. 瘀滞胞宫

瘀血既是病理产物，又是致病因素。外邪侵袭、情致内伤、久病多病均可致导致瘀血的产生，使冲任不畅，胞宫、胞脉阻滞不通，而发为不孕。或经期、产后余血未净，房事不节，可致瘀血形成，瘀久成癥，可致不孕。

4. 痰湿内阻

素体脾虚，或劳倦思虑过度，或饮食不节，或肝木犯脾，导致脾虚，则健运失司，水湿内停，聚而成痰，痰阻冲任，闭塞胞脉，不能摄精成孕。

5. 心肾不交

心为君主之官，主宰五脏六腑的生理活动。若心火偏旺，无法下滋肾水，肾阴不足，不能上济于心制约心阳，心肾失交，影响生殖轴的正常功能，导致排卵异常，内分泌紊乱，发为月经失调或不孕。

二、临证思路

疾病有虚实，五脏分阴阳。李克勤教授认为，扶正祛邪，阴平阳秘，五脏和调，则易于调经种子。实者，予"攻""泄""疏"；虚者，予"滋""补""调"。"治病必求于本。"审证求因，明确导致不孕的病因病机，方能补泻得当，标本兼治。

1. 调经助孕补肾为重

"男精壮而女经调，有子之道也。"种子必先调经。《万氏妇人科·种子章》指出："女子无子，多因经候不调，药饵之辅，尤不可缓。若不调其经候而与之治，徒用力于无用之地，此调经为女子紧要也。"经水出诸肾"即是对历代医家补肾调经学术思想的高度概况。肾藏精，精化血，精血相互滋生，其摄藏有赖于肾气的充盛。肾气充，肾精满，则血海盈亏有时，胞宫藏泄有期，经水如期，方具备孕育之功。肾气虚、肾阴虚、肾阳虚均可致难以摄精成孕。

《景岳全书·妇人规》云"阳非有余，阴常不足"，强调阴阳相互化生的规律。而"善补阳者，必于阴中求阳，则阳得阴助而生化无穷；善补阴者，必于阳中求阴，则阴得阳升而泉源不竭"，阴阳互根，相辅相成。阴阳并补，相互转化，使阴精充，阳气旺，冲任通达，血海充盈，胞宫、胞脉功能正常，方可孕育。

2. 调气活血贯穿始终

《格致余论》云："今妇人无子者，率由血少不足以摄精也……然欲得子者，必须调补阴血，使无亏欠，乃可推其余以成胎孕。"经血由脏腑所化生，是月经的物质基础，亦是胎孕的物质保障。瘀血内停，阻滞冲任胞宫；阴血不足，冲任血海匮乏。气为血之帅，血为气之母，气与血密不可分。气机不畅，血海蓄溢失常；元气亏虚，血脉无以化生运行。气可摄胎，血可养胎，气畅血充可助孕，气血不足、瘀滞均可导致不孕，且相互影响，一方失常，余亦为其所累。故临床在滋阴补肾的同时，应重视调气活血。

3. 注重辨病与辨证相结合

明确不孕原因，结合中药药理学作用，针对疾病病理特点用药，对不孕症临床治疗具有极大意义。

（1）输卵管因素性不孕

输卵管阻塞是女性不孕的常见因素，多因炎症导致，通过子宫输卵管造影或腹腔镜检查可明确输卵管的通畅程度。现代药理研究表明，一些活血化瘀类中药能够改变血流动力学，改善子宫微循环状态。同时中药具有抗炎作用，可以降低炎症区毛细血管的通透性，减少炎性渗出，促进炎性物质的吸收，对于体液免疫和细胞免疫也有一定的调节作用。此类患者可见肾虚血瘀、气滞血瘀、寒凝血瘀、湿热瘀阻等证候，病变以瘀为主，治疗当以活血化瘀、理气行滞贯穿始终。

（2）排卵障碍性不孕

排卵障碍是指性成熟期女性每月无成熟卵子排出，常见病种有多囊卵巢综合征、高泌乳素血症、早发性卵巢功能不全、未破裂卵泡黄素化综合征等。西医认为此常由下丘脑 – 垂体 – 卵巢功能失调所引起，中医则围绕肾 – 天癸 – 冲任 – 胞宫功能失调进行病机讨论。卵泡的生长发育具有周期规律，卵泡与子宫内膜同步发育，才能够营造适宜的妊娠基础。孕育之本在于肾精丰盈，肾气充盛，冲任二脉气血充沛，两精相搏，方能种子。中药具有整体调节的优势，能够顺应人体生殖节律和气血周期变化，协调卵泡与内膜的同步生长。故在临床治疗时，应以补肾为本，根据临床表现辨证论治，并结合基础体温测定，采用分期调经助孕。

三、治则治法

1. 输卵管因素性不孕

临床常见的证型主要有瘀血内阻型、肝气郁结型、热毒郁结型三种。本病的治疗原则是以通为用，结合临床表现，瘀而散之，滞而行之，热而清之，予活血化瘀、温经通络、疏肝解郁、理血调经、清热解毒、化浊通络，辨证论治，灵活运用。

2. 排卵障碍性不孕

恢复正常排卵是治疗本病的关键。应顺应卵泡生长发育周期，治以分期治疗，以调经助孕。经后期为阴长期，治宜滋肾益阴养血；经间期为氤氲期，重阴转阳，治宜益气温阳，活血化瘀；经前期为阳长期，维持阴阳相对平衡，治宜温肾健脾，补阳暖宫；行经期则因势利导，治宜行气导滞，活血通经。

四、临证用药

李克勤教授临床用药，滋阴常以左归丸、两地汤加减，旨在壮水培阴，以充精血。以生地黄、枸杞子、山茱萸、菟丝子、桑寄生、女贞子、旱莲草补益肝肾，沙参、麦冬养阴生津。若阴虚火旺，迫血妄行，则选保阴煎加减，清热凉血，泻其有余之火。滋阴的同时注意补阳，寓阴阳互生之意，予以血肉有情之品，如鹿角胶、龟甲胶。阳虚者，以附子、干姜补肾温阳。理气活血则常用丹参、红花、桃仁、香附等。脾胃虚弱者加用健脾补肾中药，如党参、黄芪、白术等。

1. 输卵管因素性不孕

（1）瘀血内阻

婚后不孕，经行不畅甚或漏下不止，月经如期或后期，量少或多，色黑，有血块，小腹疼痛，舌暗或紫黯，脉弦涩。

治法：活血化瘀，温经通络。

方药：少腹逐瘀汤加减。当归12g，川芎15g，小茴香12g，干姜6g，延胡索15g，桃仁10g，赤芍12g，莪术15g，丹参15g，路路通15g，蒲黄10g，炒王不留行20g。

（2）肝气郁结

多年不孕，月经短期，量多少不定，经前乳房胀痛，胸胁不舒，小腹胀痛，精神抑郁或烦躁易怒，舌红，苔白，脉弦。

治法：疏肝解郁，理血调经。

方药：百灵调肝汤加减。当归12g，赤芍15g，牛膝15g，通草6g，川楝子10g，瓜蒌12g，皂角刺10g，枳实10g，青皮12g，甘草12g，王不留行15g，没药12g。

（3）热毒郁结

小腹灼痛，或隐痛，拒按，月经量多，色红，有块，带下量多色黄，腰腹酸痛，舌红苔黄，脉滑数。

治法：清热解毒，化浊通络。

方药：逐瘀解毒汤加减。大黄6g，红花12g，桃仁12g，生地黄12g，当归15g，赤芍12g，连翘15g，路路通15g，大血藤15g，王不留行15g，通草6g，蒲黄15g。

（4）输卵管积水

李克勤教授指出，输卵管积水为有形之实邪，其主要病机为脉络不通，血瘀水停，治疗当攻下逐瘀利水，选用大黄䗪虫丸加减，常用大黄、䗪虫、水蛭、黄芩、红藤、赤芍、莪术、桃仁、桂枝、茯苓、丹皮、甘草等。大黄泻下逐瘀；䗪虫、水蛭、桃仁、赤芍、莪术、茯苓、丹皮活血利水；桂枝温阳化气，促进组织气血通畅，有利于消除粘连积水；黄芩、红藤清热解毒。大黄常用量为 6～9g，以大便略溏，一日 1～2 次，无腹痛为度。临床观察表明，本方有助于消除积水，尤其对于一侧输卵管积水，另一侧通畅的患者，服用后常可妊娠。

李克勤教授认为，不通或不畅必有瘀滞，因此治疗输卵管因素性不孕症，以活血化瘀为主，以桃红四物汤为基本方，随症加减，或理气调肝，或清热解毒。病程日久，适当予以健脾补肾，加党参、桑寄生，以扶正祛邪。

李克勤教授喜用虫类药治疗输卵管因素性不孕症，此类药物具有搜风剔透之效，如水蛭、土鳖虫，破瘀作用较强，并指出，虫类药与温热药合用时，要注意可能引起过敏，因此对过敏体质者要慎用。

2. 排卵障碍性不孕

（1）经后期：补肾健脾，养血活血

经水出诸肾，肾为生殖之根，为元阴元阳之所出，储藏着先后天的精气。脾为生气之源，化生津液气血，输送水谷精微于心肺。脾气健运，则气血生化源源不息。经后期，阴生阳长，补脾肾俾使气血盛，阴精足，气血通畅，为卵泡发育奠定良好的基础。李克勤教授自拟促卵 1 号方，主要组成为紫石英、淫羊藿、党参、当归、熟地黄、炒白芍药、川芎、杜仲、山萸肉、鹿角霜、花椒、熟附子、干姜、甘草。偏肾阴虚者，去熟附子、干姜、花椒，加滋肾阴药如女贞子、麦冬、枸杞、龟甲；偏肾阳虚者，重用补肾阳，加巴戟天、菟丝子等药。

（2）经间期：益气温阳，活血化瘀

常用药为炙黄芪、党参、当归、干姜、巴戟天、紫石英、肉苁蓉、丹参、香附、川牛膝。关键在于补阳气以助排卵，药用干姜、紫石英、巴戟天。

（3）经前期：温肾暖宫

方用毓麟珠加减，黄芪、党参、当归、熟地黄、菟丝子、杜仲、鹿角胶、川椒、肉苁蓉、阿胶、川芎、白芍、香附。取八珍汤气血双补之意，以鹿角胶、花椒、肉苁蓉温肾助阳，菟丝子、杜仲可补益肝肾，黄芪、白芍、党参、当归、熟地黄、阿胶、川芎等可益气养血，香附疏肝理气，使补而不滞。

（4）行经期：活血行气

方用桃红四物汤合逍遥散加减，桃仁、红花、熟地黄、白芍、当归、川芎、柴胡、茯苓、白术、陈皮、甘草。诸药合用，功在活血养血，行气益气。

如果在促排卵期，卵子不能应时排出，则选用大黄䗪虫丸加减，破瘀行气，透达关窍，有助于卵泡排出。

五、验案举隅

刘某，女，25 岁。初诊日期：2012 年 8 月 13 日。

主诉：未避孕未孕 1 年。

现病史：结婚 1 年，夫妻同居，性生活正常，未避孕未孕。月经 15 岁初潮，常 2～3 个月一潮，量少，末次月经 2012 年 6 月 25 日，乃停经 3 个月后用黄体酮行经，量少，色红。平素手足不温，腰酸痛，白带多，纳可，舌质淡，苔薄白，脉细。

2012 年 7 月 1 日造影检查示双侧输卵管通畅。

诊断：不孕症（排卵障碍），证属肾虚。

治法：补肾填精。

处方：紫石英 30g，淫羊藿 15g，鹿角胶 12g，当归 15g，熟地黄 15g，川芎 12g，炒白术 15g，菟丝子 20g，杜仲 15g，香附 12g，泽兰 10g，花椒 2g，牛膝 10g，党参 20g，茯苓 12g。

二诊：2012 年 8 月 24 日。服药后，月经未潮，手足温，白带较前减少。基础体温低温相。

继服上方加附子 6g，干姜 6g。

三诊：2012 年 9 月 3 日。服上方后，月经仍未来潮，基础体温升高 5 天，略腰酸，舌淡红，苔薄白，脉细。

处方：菟丝子 20g，桑寄生 15g，续断 15g，阿胶 12g，当归 12g，川芎 6g，党参 20g，白芍 15g，花椒 3g，杜仲 15g，香附 12g。

四诊：2012 年 9 月 17 日。月经未潮，乳房胀感，舌淡红，苔薄白，脉细滑。尿妊娠试验阳性。B 超检查示宫内早孕。

按语：经本于肾，月经的物质基础是精血，然月经的正常来潮与肾气有关。患者婚后未育，月经愆期，手足不温，带下量多，腰酸痛，乃为肾虚不孕。方用促卵 1 号方加减。处方重用紫石英合淫羊藿、鹿角胶温补肾阳；四物汤合丹参养血活血滋阴；菟丝子、杜仲、牛膝补肾；花椒入督脉，温补阳气；香附行气；党参、白术、茯苓健脾使气血生化有源。复诊加附子、干姜，增补肾阳之力，阴得阳助，冲任气血调畅，氤氲有时，受孕成胎。纵观全方，温阳补肾活血，补不滋腻，变通灵活。

第十三节 反复种植失败

近年来，伴随不孕症发生率逐年提高，辅助生殖技术（assisted reproduction technology，ART）迅速发展，越来越多的不孕症患者选择体外受精 – 胚胎移植（in vitro fertilization and embryo transfer，IVF–ET）技术。反复种植失败（repeated/recurrent implantation failure，RIF）指不孕症患者在经历 3 次以上新鲜或冷冻的优质胚胎移植，或胚胎移植总数达 4 枚以上仍未能获得临床妊娠者。RIF 可因胚胎不能黏附或侵入子宫内膜，也可因胚胎有着床但无孕囊形成所致，其发生率约占接受 ART 助孕患者的 10%，是辅助生殖领域的一大难点。

一、病因

RIF 发病机制复杂，多数学者认为其病因与胚胎质量、子宫内膜容受性及宫腔环境、免疫、凝血、心理因素有关。其中，胚胎质量和子宫内膜容受性是影响 RIF 的两大重要因素。

1. 胚胎因素

胚胎的质量及发育潜能是影响移植成功与否的决定性因素。染色体异常、透明带硬化、体外培养不当等均可导致胚胎质量下降。现代遗传学研究发现，夫妇双方的遗传学异常、胚胎染色体核型异常是导致胚胎发育缺陷的常见因素。高龄患者卵巢对药物的反应性相对较差，其卵母细胞数量、质量、获卵数及卵子成熟比例均有所下降，所形成胚胎染色体异常比例随之增多，常表现为结构与数目异常。年龄对透明带所诱导的顶体反应亦有一定的影响。透明带硬化会增加胚胎孵化时的机械性阻力，增加胚胎孵化所需能耗，致使胚胎孵化困难。此外，精子质量亦是决定胚胎质量的关键因素之一。

2. 子宫内膜因素

子宫内膜容受性是指子宫内膜允许胚胎定位、黏附、侵入并着床的状态，反映了子宫内膜接受胚胎的能力。RIF 中约有 2/3 是由子宫内膜容受性低所导致。子宫内膜是一个动态变化的复杂组织，在每个不同的生理阶段都发挥着重要的作用。适宜的微环境是受精卵依附、黏着、植入的关键，而良好的宫腔条件为受精卵侵附内膜前的准备阶段提供了优质的环境基础。子宫内膜和宫腔环境是移植成功与否的关键。研究发现，慢性子宫内膜炎、子宫内膜异位症、子宫内膜增生、内膜息肉、输卵管积水、宫腔粘连等均可影响子宫内膜容受性，改变子宫内膜微环境，导致胚胎不能着床或着床后稳定性差。

3. 其他因素

母体的免疫功能是影响胚胎植入的重要因素，正常的免疫应答是胚胎成功植入的重要保障。研究表明，免疫功能异常者可见 Th1/Th2 免疫应答功能异常，母体对胚胎的免疫排斥反应增强，不利于胚胎着床。有学者指出子宫内膜容受性与凝血机制有密切关系。当机体处于血栓前状态时，子宫局部血液循环的改变影响子宫内膜容受性，进而阻碍胚胎着床；胎盘部位血流可能发生改变，局部形成微血栓，导致胚胎缺血缺氧，妊娠失败。

此外，有研究表明，IVF-ET 成功率与不孕患者情绪变化密切相关。RIF 患者多伴有焦虑、抑郁、浮躁、怀疑等负面情绪，这些情绪可影响下丘脑－垂体－卵巢性腺轴，使肾上腺素及泌乳素分泌异常，并在一定程度上影响子宫内膜血供，进而对胚胎移植结局产生影响。

二、临证思路

李克勤教授认为，影响胚胎成功种植的因素可以体现在子宫和胚胎两方面。中药对于因子宫内膜微环境影响而导致胚胎种植失败有治疗优势，比如子宫内膜炎、子宫腔粘连手术后、子宫腺肌病和子宫内膜异位症、内膜过薄、子宫内膜血流异常、输卵管积水等。

对于 RIF，李克勤教授多从"肾主生殖""肝主疏泄"论治，把握肾虚、肝郁、血瘀的核心病机，注重滋补肝肾、疏肝

解郁、温经活血，既能从整体上调节肾 – 天癸 – 冲任 – 胞宫
生殖轴，又能在局部促进胞脉胞宫及其他脏腑、经络之间的联
系，改善子宫内膜血运及胞宫内微环境，提高子宫内膜容受
性，促进孕卵着床。同时强调审因论治的必要性，不能局限于
改善内膜厚度，要有"大局观"，治理整个内分泌环境、宫腔
环境极为重要，而且一定要针对具体病因治疗，有的放矢。如
慢性子宫内膜炎致 RIF 的患者，治疗以清热解毒、活血化瘀
为主；卵巢功能低下致 RIF 者，以补肾滋阴为主，注重养血
活血。

三、治则治法

　　李克勤教授治疗 RIF，强调整体观念，审因论治，主张辨
病与辨证相结合，着重于对子宫内膜容受性的调节，提高胚胎
着床能力。在"大局观"下，整体调节内分泌水平及宫腔环
境，改善子宫内膜容受性，注重滋阴补肾，辅以健脾益气，养
血活血，使受精卵易于着床。

　　针对 RIF 不同的病因，李克勤教授采用不同的治则治法。
如输卵管积水，多由经期、产后、人工流产及手术后，湿热邪
毒乘虚而入，致冲任阻滞，胞脉失调，瘀血内阻，水液不化。
李克勤教授认为，输卵管积水为有形之实邪，其主要病机为脉
络不通，血瘀水停，治疗当攻下逐瘀利水，以祛实邪。

　　子宫内膜异位症致 RIF 者，多因子宫内膜容受性下降或
盆腔环境恶化导致胚胎着床失败。此类患者多伴明显痛经，且
喜暖，块下痛减，舌质暗或有瘀斑，脉沉弦。此为寒凝血瘀之

证，治疗以温经活血、化瘀止痛为法。慢性子宫内膜炎致 RIF 者则多采用化瘀解毒之法。

针对免疫、原因不明的 RIF，李克勤教授强调"治病必求于本"。肾为先天之本，脾为后天之本，以补益脾肾为主。对于进入 IVF–ET 周期的患者，李克勤教授主张在促排卵周期前滋阴补肾活血，有助于提高排卵周期取卵的数量及质量。在胚胎移植前一天开始用药，可调节内膜容受性，改善黄体功能，提高胚胎种植率。

四、临证用药

李克勤教授治疗 RIF，常用自拟滋阴养血汤改善子宫内膜容受性，基本处方为生地黄、麦冬、丹参、山萸肉、女贞子、紫石英、桑寄生、菟丝子、阿胶、枸杞子、川楝子、桃仁、红花、赤芍、牡丹皮、黄芩、知母、黄柏。方中生地黄滋阴养血，补益肝肾；枸杞子、女贞子、麦冬、知母增强滋阴养血之力，使气血化生有源；酒萸肉补益肝肾，涩精固脱，助生地黄以滋肾填精；菟丝子平补肝肾阴阳，功善补肾益精；紫石英其性温而缓，能温肾阳，暖胞宫，调冲任；阿胶偏于滋阴，为血肉有情之品；丹参善调经水，能祛瘀生新而不伤正；桃仁、红花、赤芍、牡丹皮等增强活血化瘀之力，使胞中气血泄而不藏，胞络、胞脉血活瘀化，冲任畅通，并能改善盆腔微环境，增强子宫内膜血运，促进内膜功能发挥；黄芩、黄柏清热泻火，减少盆腔炎症、宫腔粘连的可能，增强内膜血流，为孕卵着床提供条件；川楝子以理气疏肝，调畅全身气血，使胞脉在得以濡养同时促进血脉流通，促进内膜生长、发育，丰富内膜血运，提高内膜容受性。整方滋（滋阴）、活（活血）、补（补肾）、疏（疏肝）并用，可有效提高 RIF 患者的妊娠率及成功率。

窗口种植期，李克勤教授多选用自拟补肾益气养血方合着床汤，调节子宫内膜，改善子宫内膜容受性，提高胚胎种植率及临床妊娠率。着床汤基本处方为菟丝子、桑寄生、续断、党参、熟地黄、鹿角霜、杜仲、炒白术、茯苓、白芍、山药、当归、川芎、阿胶、炙甘草。全方以补肾为主，同时兼以健脾益气、滋阴养血、活血，以补先天之精为主，兼以后天之气血资先天，全方气血阴阳并补，使肾精充足，冲任调和，胞宫得养，而受孕有期。

针对免疫、原因不明的 RIF，李克勤教授临床常选艾附暖宫丸、一贯煎、八珍汤、毓麟珠，随症加减。

对输卵管积水致 RIF 者，李克勤教授常选用大黄䗪虫丸加减，基本处方为大黄、䗪虫、水蛭、黄芩、红藤、赤芍、莪术、桃仁、桂枝、茯苓、丹皮、甘草等。方中大黄泻下逐瘀，䗪虫、水蛭、桃仁、赤芍、莪术、茯苓，丹皮活血利水，桂枝温阳化气，促进组织气血通畅，有利于消除粘连、积水，黄芩、红藤清热解毒。临床观察本方有助于消除积水，尤其对于一侧输卵管积水，另一侧的通畅患者，服用后常可妊娠。

子宫内膜异位症（endometriosis，EMs）是妇女不孕常见原因之一，常表现为经前、经期甚至经后少腹冷痛，得温则舒，经行不畅，有血块，块下痛减，形寒肢冷，肛门重坠，疼痛严重可伴有恶心呕吐、甚至晕厥。舌质暗，苔白，脉弦。李克勤教授喜用《金匮要略》温经汤合少腹逐瘀汤加减，以温经活血化瘀为法。兼有湿热者，可加红藤、公英清热解毒。偏于虚寒者，用艾附暖宫丸加减，以暖宫温经，养血活血。

对慢性子宫内膜炎致 RIF 者，李克勤教授临床多用桃红四物汤加蒲黄、没药、大血藤、蒲公英，或用当归芍药散加减。

对于原因不明的反复种植失败的患者，李克勤教授采用辨病与辨证相结合的办法，重视求本，本即脾肾。肾为先天之本，脾为后天之本。故多脾肾双治，以补益脾肾为主。并根据触诊手部的温、凉、燥、润辨寒热。常选艾附暖宫丸、一贯煎、八珍汤、毓麟珠，随症加减。

重视活血。妇女以血为主、为用，月经的主要成分是血，血由脏腑所化生，是月经的物质基础，子宫内膜的周期性剥脱以月经为表现形式。血脉瘀滞可直接影响子宫内膜的容受性。近年来，凝血功能异常与反复种植失败的关系开始受到密切关注，许多研究表明，遗传性或获得性的血栓形成倾向可通过损害着床点局部血管导致 IVF 着床失败。李克勤教授基于"血脉流通，病不得生"思想，常用丹参、桃仁、红花、香附以活血理气。临床实践证明，适当运用活血药物有助于改善内膜下血流、内膜厚度及形态。

周期治疗，防治结合。对于进入 IVF-ET 周期的患者，李克勤教授主张除了根据患者原发疾病、体质辨证施治外，要注意与西药用药目的配合。在促排卵周期前滋阴补肾活血，有助于提高排卵周期取卵的数量及质量。在胚胎移植前一天开始服用着床汤，可调节内膜容受性，改善黄体功能，有助于提高妊娠率，体现了中医"未病先防"的思想。

"肾主生殖"，"肾能载胎"，且脾为后天之本，气血生化之源，因此采用补肾健脾、养血安胎治法，予以《景岳全书》毓麟珠合寿胎丸加减。方中菟丝子、桑寄生、杜仲、续断为君药。菟丝子能阴阳并补而以补肾阳为主，在方中起到"阳中求阴"之效；桑寄生补肝肾，固冲任；杜仲乃补肝肾、强筋骨、固胎元之良药；续断补肝肾，行血脉，具有补而不滞、行而不泻之特点。党参、黄芪、白芍、当归、阿胶、川芎、鹿角霜为臣药，补气健脾生血，使先天之肾气得后天之养而生化无穷，又能助行气以活血。砂仁、佛手理气，为佐。甘草为使，且可调和诸药。

第十四节　复发性流产

复发性流产（recurrent spontaneous abortion，RSA），即连续发生 3 次及以上的妊娠 28 周之前、胎儿体质量不足 1000g 的胎儿丢失。RSA 发生率占妊娠总数的 1%～5%，研究表明，有 3 次以上连续自然流产史的患者再次妊娠后胚胎丢失率可高达 40%。多数专家认为，连续发生 2 次自然流产或生化妊娠者，其再次出现流产的风险与 3 次者相近，故亦应予以重视并评估。

RSA 病因复杂，目前已知的高危因素包括年龄、肥胖、染色体或基因异常（包括胚胎染色体或基因异常和夫妻双方染色体或基因异常）、女性生殖道解剖结构异常、内分泌异常、母体免疫学异常、血栓前状态及感染。

RSA 属于中医学"滑胎"范畴，亦称"数堕胎""屡孕屡堕"，以连续性、自然性和应期而下为特点。隋代《诸病源候论》即设"妊娠数堕胎"专论，并对其病机进行阐述，"若血气虚损者，子脏为风冷所居，则血气不足，故不能养胎，所以致胎数堕。"《格致余论》提出"劳怒伤情"是导致"其胎自堕"的重要原因。《景岳全书·妇人规》则对滑胎的病因病机及辨证施治进行了较为全面的论述，指出："凡妊娠数堕胎者，必以气脉亏损而然，而亏损之由，有秉质之素弱者，有年力之衰残者，有忧怒劳苦而困其精力者，有色欲不慎而盗损其生气者。此外，如跌仆、饮食之类皆能伤其气脉，气脉有伤而胎可无恙者，非先天之最完固者不能，而常人则未之有也。"清代医家将滑胎定为病名，如《医宗金鉴·妇科心法要诀》"数数堕胎，则谓之滑胎"及《叶氏女科诊治秘方》"有屡孕屡坠者……名滑胎"。

一、病因病机

1. 肾虚

《素问·奇病论》云："胞络者，系于肾。"冲、任二脉皆起于胞中，冲为血海，广聚脏腑之血，任主胞胎，为阴脉之海。肾为冲任之本，与胞宫相系。《女科集略》言："女子肾系先于胎，是母之真气，子所系也。"精血互生，精可化气，肾精充则肾气旺，肾气旺则孕后胞脉举固胎元有力。胎儿蕴于母体，其生长发育情况取决于母体气血、冲任状态。肾阴虚者，精血不足，则见冲任失养；肾阳虚者，胞宫无以温煦，则见冲任虚寒；肾气虚者，封藏失职，气化无力，冲任不固，则见屡孕屡坠。故肾之充盛是胎儿形成和孕育的前提。

2. 脾虚

脾胃为后天之本，运化水谷精微，气血生化之源，气血充沛，则胎孕自安，故脾具有固摄胞宫、承载胎元之权，正如《傅青主女科》所言："脾健则血旺而荫胎。"若素体脾虚，或饮食失宜，导致脾胃虚弱，生化乏源，血海不充，冲任二脉虚损，胞宫血海空虚，胎失所养；血虚气无所依，中气虚弱，统摄无权，胎失所载，则见胎孕频堕。此外，肾精肾气赖后天脾胃运化的水谷精微的不断充养和培育，故脾虚者，易见屡孕屡堕。

3. 血热

除肾虚、脾虚外，血热亦可致胎元不固。《景岳全书·妇人规》云："凡胎热者，血亦动，血动者，胎不安。"素体阳盛血热，或孕后感受热邪，或情志不畅，肝郁化火，或阴津不足，虚热内生，以致热扰冲任胞宫，胎元不固，屡孕屡堕。

4. 血瘀

《医林改错》首开滑胎从瘀血论治之先河，提出"子宫内先有瘀血占其地……血既不入胞胎，胎无血养，故小产"之论。母体胞宫素有癥瘕痼疾，瘀滞于内，损伤冲任，使气血失和，胎元失养而不固，屡孕屡堕，遂发滑胎。

二、临证思路

临证治疗本病，应以孕前查因为先，排除男女双方药物无法纠正的因素后，预培其损，审因论治。本病临床多本虚而标实，易兼夹热、瘀诸证，故在补肾健脾的基础上，常佐以养阴、清热、活血之法。孕后安胎，用药时间应超过既往殒堕时间 2 周以上，并配合心理疏导，消除其忧虑和恐惧心理，保持心情放松。另外，宜避免劳累，节欲，保证睡眠充足，注意饮食营养，保持大便通畅。

三、治则治法

本病治疗以预防为主、防治结合为原则，孕期治疗与非孕期治疗相结合。《景岳全书·妇人规》言："故凡畏堕胎者，必当察此所伤之由，而切为戒慎。凡治堕胎者，必当察此养胎之源，而预培其损。"李克勤教授治疗本病，强调治病必求于本，非孕期查因后，针对导致滑胎的危险因素用药，以防患于未然。如多囊卵巢综合征患者，李克勤教授认为，肾虚血瘀是其重要病机，肾虚为本，血瘀为标，而血行不畅有碍肾精的充养及肾气的化生，从而加重肾虚，治宜活血化瘀，补肾温阳；黄体功能不全者，多属脾肾阳虚，以温补脾肾为主；抗磷脂抗体阳性患者多存在血栓前状态，属中医"血瘀"范畴，在补肾的同时，当注重活血化瘀。检查未发现异常者，则根据经、带情况，结合症状，辨寒热虚实，"寒者热之，热者寒之，虚则补之，实则泻之"。孕前调和脏腑气血，使肾气充盛，脾气健旺，经血畅达，则孕后胎有所养，胎元稳固。

RSA 患者再次发生流产的风险较高，明确妊娠后当尽早予以保胎治疗，安胎元，养胎体。李克勤教授本着"肾以系胎、气以载胎、血以养胎"的理念，临证以补肾为主，兼以补脾益气，养血活血。

四、临证用药

孕前李克勤教授常用自拟滋阴养血汤（见反复种植失败节），诸药合用，滋阴养血，补益肝肾，阴阳双补，使"阴得阳升而泉源不竭"，"阳得阴助而生化无穷"，促进肾气化生和肾阳鼓动，推动重阴转阳，促进卵子排出。脾肾亏虚者，常予自拟着床汤（见反复种植失败节），全方以补先天之精为主，兼养后天气血以资先天，重在补肾填精，健脾益气，滋阴养血，气血阴阳并补，使肾精充足，冲任调和，胞宫得养，而受孕有期。肝郁肾虚，热扰冲任者，治宜滋阴益肾，清热疏肝，常用滋水清肝饮加减，基本处方为熟地黄、山萸肉、山药、泽泻、当归、柴胡、栀子、白芍、怀牛膝、枸杞子、牡丹皮、麦冬、黄柏、酸枣仁。冲任虚寒者，方常用右归丸或温胞饮加减，以温肾调经。

根据周期调整用药。经行后阴长阳消，以滋肾阴、补肾气、养阴血之品，促进卵泡发育。排卵前期或排卵期多用生发气血之药，治宜补肾，酌加桃仁、三棱、莪术、皂角刺、路路通、水蛭等，以促进卵泡排出。经前期用药以"温"为主，温肾助阳，辅以滋肾益阴，方用毓麟珠温肾阳、暖胞宫以种子，禁用或慎用过于苦寒之品。行经期以疏肝理气活血，促进阴阳转换，经血通畅。

孕后安胎。脾肾亏虚者，李克勤教授多用寿胎丸合八珍汤加减。偏肾阳虚者，加鹿角霜。阴虚血热者，李克勤教授常用两地汤、保阴煎加减。

附　薄型子宫内膜

薄型子宫内膜是指子宫内膜厚度小于能够获得妊娠的阈厚度。近年来，薄型子宫内膜的发病率逐年升高。子宫内膜作为胚胎种植和发育的唯一场所，其厚度与胚胎的着床有着密切的关系，本病的发生已成为不孕症发生的重要因素之一。研究表明，子宫内膜偏薄的女性临床妊娠率偏低，且妊娠后易出现流产。研究认为，其发病或因机体内分泌失调，内膜基底层损伤或发生病变而致。目前西医常用的治疗方案包括雌激素替代疗法、改善子宫内膜血流量、宫腔灌注、子宫内膜微创术、干细胞移植、仿生物电刺激等。中医以其个体化辨证施治的优势与无创、多样的治疗方法，备受患者欢迎，且不良反应较少，极大程度上弥补了现代医学的不足，成为改善子宫内膜厚度、提高临床妊娠率的重要助力。

李克勤教授以"肾主生殖"及"女子以阴血为本"为理论基础，提出薄型子宫内膜的病机为肾阴不足，瘀血内阻，以滋阴养血、补肾活血为治疗大法，自拟滋阴养血汤加减治疗本病，常用药物：生地黄20g，丹参20g，山茱萸12g，女贞子

12g，鹿角胶 10g，龟甲胶 10g，桑寄生 20g，墨旱莲 12g，菟
丝子 10g，沙参 10g，麦冬 10g，桃仁 10g，红花 6g，枸杞子
20g，香附 10g。

　　李克勤教授以滋阴养血汤治疗薄型子宫内膜患者 30 例，
并设 30 例患者予戊酸雌二醇片联合黄体酮胶囊作为对照，两
组患者均连续治疗 3 个月经周期，观察子宫内膜厚度、月经
量、不孕症患者临床妊娠情况以及中医证候评分。治疗后，观
察组不孕症患者临床妊娠率为 30.77%，对照组临床妊娠率为
20%；治疗后两组子宫内膜平均厚度、月经量均较前增加，中
医证候评分较前改善，且滋阴养血汤效果更优。研究结果表
明，治疗后滋阴养血汤组患者临床疗效的总有效率为 73.33%，
对照组为 46.67%，这说明在治疗肾阴虚型薄型子宫内膜方面，
滋阴养血汤较戊酸雌二醇联合黄体酮疗效更佳。

　　《傅青主女科》云："精满则子宫易于摄精，血足则子宫易
于容物，皆有子之道也。"子宫内膜为有形之物，需得精血濡
养以化生。若先天禀赋不足，或房劳久病，损伤肾气，或屡次
堕胎，导致肾阴损伤，肾精亏虚，无精化血，阴血不足，则冲
任亏损，血海不满，内膜菲薄，经血量少，天癸乏源，难以摄
精成孕。

　　滋阴养血汤由左归丸化裁而成，左归丸有滋阴补肾、填精
益髓之功，《景岳全书》云："凡精髓内亏，津液枯涸等证，俱
速宜壮水之主，以培佐肾之元阴，而精血自充矣。"

第四章　方药阐微

第一节　大　黄

　　大黄，为蓼科植物掌叶大黄、唐古特大黄或药用大黄的干燥根及根茎，主要生产地为甘肃、青海、四川及西藏等。首载于《神农本草经》，其云："主下瘀血，血闭，寒热，破癥瘕积聚，留饮宿食，荡涤肠胃，推陈致新。"《中国药典》言其功效为泻下攻积，清热泻火，凉血解毒，逐瘀通经，利湿退黄，可用于治疗便秘、泻痢、黄疸、肠痈、痈肿疔疮、瘀血经闭、水火烫伤等疾病。现代药理研究表明，大黄具有调节胃肠功能、改善血液循环、促进新陈代谢、抗炎、抗肿瘤、抑制细菌、抗氧化、抗病毒等。

　　纵观古今医家之论，女子经带胎产异常，多因脏腑失司、气血失调、冲任失固而起。李克勤教授执简驭繁，以虚实辨证妇人诸疾。《素问·阴阳应象大论》云"味厚则泄，薄则通"，大黄苦寒味厚，走而不守，既能活血化瘀，消癥散结，治疗妇科实证，如闭经、异位妊娠、癥瘕等，又可助后天水谷精微化生之力，兼理冲任之气（以其入阳明经，而阳明与冲任相交故也）。故大黄既可涤肠荡胃，又能消积下血，除陈聚而促新生，令邪去而正自安。李克勤教授擅以大黄推陈出新之力，决壅开塞，行血开闭，治疗妇科诸多实证。

一、用药经验

1. 通腑散结，祛瘀消癥

李克勤教授认为，凡癥瘕皆与瘀血相关。妇人以血为本，禀赋素弱，或起居不慎、饮食不节、七情内伤、屡孕屡堕、房事不洁等皆可致瘀。《妇人大全良方·妇人腹中瘀血方论》言："瘀久不消则变成积聚癥瘕也。"故瘀血郁积日久，聚而不散，滞而不化，终而酿生癥瘕阻滞冲任胞宫。因大黄酒制泻下作用减弱而活血逐瘀功效增强，可推陈出新，令瘀血去而新血生，故常以酒大黄入药，通畅腑气，逐血破瘀，用量通常为 6～12g，行经期则根据经量变化调整剂量。平素大便燥结不通者，则可用生大黄。正如《药鉴》所言："大黄乃荡涤之将军，走而不守，夺土郁而无壅，破瘀血而下流。"

2. 通因通用，散瘀止血

妇科血证是常见的妇科临床疾病，以异常阴道流血为主要表现，先天不足、素体阳盛或阴虚、五志过极、饮食偏嗜、外感六淫等，皆可致冲任不固，经血妄行，正如《妇科玉尺》所言："崩漏一由火热，二由虚寒，三由劳伤，四由气陷，五由血瘀，六由虚弱。"患者流血日久，气随血耗，推动无力，血液瘀滞，日久瘀而化热，可致瘀热互结。大黄乃苦寒之品，具清热凉血、逐瘀止血之效。《神农本草经疏》云："此药乃除实热燥结，下有形积滞之要品，随经随证以为佐使，则奏功殊疾也。"若患者出血量少，持续日久，其病机多以瘀血阻络，迫血妄行为主，以酒大黄入药，化瘀止血，常用6～9g；若出血量大，无论出血时间长短，则常有瘀热互结之象，常用大黄炭，取其炭制后收敛止血功效增强之用，常用6～9g。

3. 解毒祛湿，化瘀止痛

关于带下病，《素问·骨空论》言："任脉为病，男子内结七疝，女子带下瘕聚。"傅山曾言："夫带下俱是湿证。"带下病多由湿邪所生。李克勤教授认为，妇人湿邪聚下，可由经行产后，胞脉空虚，或术后损伤，或摄生不洁所致。湿邪蕴久化热，致血脉瘀滞，故湿瘀互结，阻滞气机，日久则酿生毒邪，以致妇人腹痛，带下改变，缠绵难愈，如西医输卵管积水、慢性输卵管炎、慢性子宫内膜炎、盆腔腹膜炎等，严重者可致女性不孕症。治疗时李克勤教授善用生大黄，因其味苦，苦能燥湿，且其性寒，可清腑气，泄热毒，攻燥结，并可活血逐瘀，防湿热与血结作瘀之弊。现代药理学研究表明，大黄中的大黄素能通过多种途径抑制或减轻炎性细胞的浸润，并促进盆腔血液循环，改善新陈代谢。李克勤教授常用生大黄，用量6～9g，临证以患者缓泻为度。

二、验案举隅

1. 胎盘植入

李某，女，32 岁，2021 年 4 月 9 日初诊。

患者 4 月 2 日行人工流产后持续阴道少量流血 1 周，色黯，有血块，无腹痛，手足心热，大便偏干。舌质黯红，舌尖瘀点，苔薄白，脉涩。

B 超检查：宫腔内探及大小约 4.0cm×0.8cm 高回声团，边界欠清，内回声欠均，内侧缘与内膜相延续，外侧缘伸向子宫肌层。

西医诊断：胎盘植入。

中医诊断：胞衣不下。

处方：酒大黄 9g，土鳖虫 12g，桃仁 12g，红花 12g，醋三棱 12g，醋莪术 15g，当归 12g，川牛膝 12g，赤芍 15g，大血藤 15g，皂角刺 15g，海藻 15g，益母草 15g，马齿苋 15g，生地黄 12g。7 剂。

2021 年 4 月 16 日二诊：患者阴道流血量减少，无腹痛，4 月 15 日曾排出"肉状"组织物。复查 B 超：子宫内膜厚约 0.7cm，边缘毛糙。宫腔内未见明显血流信号。

1 个月后随访，患者于 5 月 10 日月经来潮，月经干净后 B 超检查示子宫及附件未见明显异常。

按语：李克勤教授辨病与辨证相结合，认为胎盘留滞不去为有形之邪，当属瘀血证，旧血不去新血不生，治疗应活血祛瘀，消癥散结。酒大黄逐瘀之力较强，可引败血而出，正如

《血证论》所云："大黄一味，逆折而下，兼能破瘀逐陈，使不为患。"李克勤教授病证结合，以酒大黄、土鳖虫为君，活血化瘀，推陈出新。桃仁、红花、三棱、莪术、益母草为臣，活血化瘀，化积消块。海藻软坚散结；皂角刺辛散温通，直达病灶；当归活血调经；生地黄养阴且可清热；为防瘀热互结之弊，以大血藤、马齿苋清热解毒，共为佐药。牛膝引血下行，用为使药。诸药合用，疏之导之，破之散之，推陈出新，使正盛邪衰，气通血畅，瘀除癥散。

2. 异常子宫出血

张某，女，27岁，2020年6月16日初诊。

患者近8年月经推迟，40～50天一潮，经期10余天。末次月经4月18日，经行10天。近1个月持续阴道流血，血量时多时少，色黯红，有血块，乏力，纳眠可，大便偏干，舌质黯红，舌尖瘀点，苔薄白，脉细弦。

实验室检查：TSH1.380μIU/mL，FSH6.71mIU/mL，LH21.55mIU/mL，$E_2$65.68pg/mL，P0.52ng/mL，PRL15.85ng/mL，T0.42ng/mL，AMH3.38ng/mL。

B超检查：子宫内膜厚度1.0cm，内回声不均，可见片状高回声区，边界模糊，余内膜内可见数个小囊性暗区。

西医诊断：异常子宫出血。

中医诊断：崩漏。

处方：燀桃仁9g，红花3g，当归12g，川芎12g，赤芍12g，麸炒枳壳12g，地榆15g，柴胡12g，醋没药12g，麸炒白术15g，茯苓15g，甘草6g，蒲黄10g，茜草6g，醋五灵脂

9g，蒲黄炭9g，大黄炭6g。7剂。

2020年7月7日二诊：患者服上方5剂血止，6月30日月经来潮，经行6天。基础体温呈单相型。

处方：牡丹皮12g，柴胡12g，当归9g，白芍15g，麸炒白术15g，茯苓15g，栀子6g，党参15g，杜仲12g，炒僵蚕9g，浙贝母12g，酒大黄3g，炙甘草6g。7剂。

2020年7月15日三诊：近2日带下量增多，色白质稠，未诉其他不适。

上方去酒大黄、炒僵蚕、浙贝母，加巴戟天20g，覆盆子20g，生姜6g，大枣10g，川芎12g。

2020年8月7日四诊：末次月经7月30日，经行6天，基础体温呈双相型，经期高温14天，舌质红，舌尖瘀点，苔薄白，脉弦。

随后继守思路辨治3个月经周期，患者月经规律，未见异常流血。

按语：李克勤教授认为，本例患者月经愆期已久，瘀阻胞络、血不归经乃关键病机。治疗应以化瘀通络为主，辅以益气养血，方选桃红四物汤加减。方中大黄炭，既能清热凉血，又可散瘀止血，正如傅青主所言："逐瘀如扫，止血如神。"此后结合月经周期，以丹栀逍遥散加减为主，取其"消散其气郁，摇动其血郁，皆无伤乎正气也"之义，随后守法治疗3个月经周期，患者月经周期及经期正常，排卵功能恢复正常。

3. 输卵管积水

李某，女，30岁，2020年9月18日初诊。

患者自 2017 年行左侧输卵管妊娠保守治疗后，出现间断性两侧下腹部隐痛，伴黄绿色带下，量多。未避孕 2 年未再孕。外院子宫输卵管造影示：左侧输卵管积水，右侧输卵管通而不畅。平素月经规律，月经量可，夹血块，经行腰酸、下腹隐痛，末次月经 8 月 30 日。舌质黯红，苔白，脉弦细。

西医诊断：输卵管积水，继发性不孕症。

中医诊断：妇人腹痛，不孕症。

处方：生大黄 6g，土鳖虫 12g，水蛭 6g，燀桃仁 12g，红花 6g，牡丹皮 12g，赤芍 12g，桂枝 12g，生地黄 12g，白芍 12g，党参 15g，茯苓 15g，紫花地丁 15g，蒲公英 12g，甘草 6g。7 剂。

2020 年 10 月 9 日二诊：患者腹痛明显减轻，带下色黄，量减少，末次月经 9 月 23 日。

上方去蒲公英、水蛭，加醋三棱 12g，丹参 12g，皂角刺 6g，路路通 12g，败酱草 15g，金银花 15g。7 剂。

2020 年 10 月 23 日三诊：偶有下腹刺痛，带下正常。

上方去路路通、败酱草，加乌药 6g，枸杞子 12g，广地龙 6g，桑寄生 15g。7 剂。

随后守方随症加减治疗 3 个月余，下腹疼痛消失，并于 2021 年 1 月自然受孕。

按语：李克勤教授认为单侧输卵管通而不畅的患者在明确病因、对症治疗之后亦有自然受孕机会。此患者致病关键在于毒邪蕴结，胞络不通，结合该患者的既往病史、临床表现及舌脉，中医辨证属水瘀互结，治以活血通络，清热利水，方选大黄䗪虫丸加减。方中生大黄，走气入血，畅通气机，祛瘀通经，化湿解毒，使胞络通而两精得遇，搏结成孕，配伍土鳖虫、水蛭逐瘀通经而为君；桃仁、红花、赤芍、丹皮、桂枝活血化瘀，为臣；党参、茯苓健脾益气利水，生地黄滋阴生津，白芍养血调经，紫花地丁、蒲公英清热解毒，合而为佐；使药甘草既可调和诸药，与白芍相配亦可缓急止痛。生大黄合以诸药，方证恰合，令菀陈去而气血和，输卵管通而不畅的状态得以改善，极大提升了自然受孕概率。

三、临证备要

李克勤教授认为，临床应用大黄，不可拘泥于泻下通便，凡有可下之病邪，皆可用之。故从虚实之辨出发，结合望闻问切四诊，灵活运用大黄推陈出新，每获良效。其所谓"推陈"，即泻宿便、祛瘀血、消癥瘕；而所谓"出新"，即令经络通、气血和、阴阳平。李克勤教授认为临证用药须根据患者体质、证候以及所处时期（月经期、妊娠期或产褥期）调整剂量及使用时间，切勿一叶障目，而犯虚虚实实之戒。但亦要防大黄动胎、伤阴之弊。且女子本弱，用药剂量不宜过大，体质盛实或大便秘结者可用 9～12g，体质虚弱或大便素溏者宜用 3～6g，以大便微溏为度。

第二节 花　椒

花椒为芸香科植物青椒或花椒的干燥成熟果皮，其性温，味辛，具有温中止痛、杀虫止痒的功效，临床一般用于治疗脘腹冷痛、呕吐泄泻、虫积腹痛、湿疹、阴痒等病证。《神农本草经》言花椒可"温中，除寒痹"，《名医别录》言其"久服开腠理，通血脉"，《药性论》云其治"女人月闭不通""疗腹中冷痛"，《日华子本草》云本品能"壮阳""暖腰膝，缩小便"，《本草纲目》言其可"散寒除湿……通三焦，温脾胃，补右肾命门"。根据历代本草记载，花椒以生产地域可分为秦椒和蜀椒两大类。《医学入门》言："出四川，谓之蜀椒，皮红肉浓里白，气味浓烈；出关陕，谓之秦椒，色黄黑，味短，不及蜀椒。"故而传统以四川产者为佳，又称川椒。明清以来，逐渐将蜀椒、秦椒合为同一种药，统称为花椒。

李克勤教授临床善用花椒治疗肾阳虚型排卵障碍、反复着床失败及痛经，每获良效。

一、用药经验

1. 排卵障碍

李克勤教授在治疗排卵障碍证属肾阳虚时喜用花椒。肾阳，有温养胞宫、推动卵子排出之功。肾阳虚衰，气化无力，卵子失于阳气推动则发育迟缓，排出困难；肾阳虚衰，亦无力推动胞络气血循行，瘀滞内生，气滞血瘀，又进一步阻碍胞络的气血循行。长此以往，卵子失于濡养，难以发育成熟，顺利排出。花椒，性温，入肾经，可振奋肾中阳气，温暖下焦胞宫，推动胞脉气血运行。胞宫胞络气血充盈，卵泡发育动力充足，故而可应势而生，适时而排。

2. 反复种植失败

李克勤老师认为，着床窗口期处于月经周期中的阳长期。"阳气者，若天与日"，为万物生长之根本，傅青主更指出："夫妇人受妊，本于肾气旺也。"故而受孕需得肾阳充足，"子处"温暖。"失其所，则折寿而不彰"，若肾阳不足，下焦失于温煦，易致胞宫虚寒。"夫寒冰之地，不生草木；重阴之渊，不长鱼龙。今胞宫既寒，何能受孕。"对于肾气虚寒、督脉不温的患者，李克勤教授在临床上注重补肾温阳，尤善用花椒，以其"壮阳""暖腰膝""补右肾命门"之力，以求达到"冲任荣合，肾气壮实，则胎所得，如鱼处渊"之效。

3. 痛经

《本草纲目》云："椒，纯阳之物，其味辛而麻，其气温以热。"《药性论》云，花椒可治"女人月闭不通"，"疗腹中冷痛"。《日华子本草》言其"暖腰膝"，《名医别录》载其可"通血脉"。故花椒在治疗阳气不足、瘀血停滞导致的痛经方面效如桴鼓。

二、验案举隅

1. 反复种植失败

案例 1

张某，女，28 岁，2020 年 12 月 15 日初诊。

主诉：月经错后 5 年。

现病史：平素月经 7/30 天，近 5 年月经常 45～70 天一潮。末次月经 12 月 10 日，量中，色暗，有血块，月经第一天下腹绞痛，腹凉，腰酸，纳寐可，二便调，舌质淡，苔白，脉细涩。

彩超检查：子宫后位，大小 4.9cm×4.4cm×3.6cm，子宫形态规则，肌层回声均质，子宫内膜厚度 0.6cm，右卵巢大小 3.6cm×2.1cm，最大卵泡直径 0.6cm，左卵巢大小 3.7cm×2.1cm，最大卵泡直径 0.7cm，双侧卵巢形态饱满，其内探及十余个直径小于 1.0cm 卵泡回声，沿被膜下排列。

西医诊断：多囊卵巢综合征。

中医诊断：月经后期，肾虚血瘀证。

治法：温肾暖宫，活血化瘀。

处方：毓麟珠加减。

当归 20g，川芎 10g，熟地黄 20g，白芍 10g，党参 20g，白术 10g，枸杞子 10g，川牛膝 10g，菟丝子 20g，杜仲 20g，鹿角霜 6g，花椒 2g，炙甘草 6g。10 剂，水煎，每日 1 剂，早晚分服。

复诊：2020 年 12 月 24 日。服药平妥，无不适。彩超检查：子宫内膜厚度 0.9cm，左侧最大卵泡大小约 1.8cm×1.4cm。

上方加紫石英 20g，续断 10g。7 剂。

患者于 2021 年 1 月 8 日自测尿 HCG 阳性，1 月 18 日彩超示宫内孕囊回声。

按语：李克勤教授认为，肾虚血瘀为本案的主要病机，治宜补肾益精，温阳活血，以毓麟珠加减。毓麟珠出自《景岳全书》，原方由八珍汤加菟丝子、杜仲、鹿角霜、川椒组成，健脾养血，温肾益精。其中，川椒入肾经，借其辛温之力阴中求阳，于经后期促进卵泡生长，效果良好。二诊时，患者无不适，子宫内膜厚度 0.9cm，左侧最大卵泡大小约 1.8cm×1.4cm，疗效显著，宜乘胜追击。予上方加大补肾暖胞之力，更以川椒入督脉，总督一身之阳，温补命门，与诸药合用，振奋阳气，且于阴阳转化"氤氲"之际引诸药之力入督，引导"重阴必阳"顺利过渡，促使排卵。

案例 2

王某，女，33 岁，2020 年 10 月 30 日初诊。

主诉：胚胎移植 3 次均未着床，拟 11 月初再次移植。

现病史：既往多囊卵巢综合征史，经促排卵治疗后未孕，于 2019 年开始行体外受精 – 胚胎移植术，至今共移植 3 次，均未着床。月经 7 天 /（2 ～ 4）个月，末次月经 10 月 10 日（服优思悦），量中等，血块多，经行腹痛，喜温喜按，块下痛减。平素腰腹凉，手足喜暖，纳寐可，大便不成形。舌质淡红，有瘀点，苔白，脉弦。

诊断：不孕症，阳虚血瘀证。

治法：温肾暖宫，化瘀健脾。

处方：着床汤加减。

党参 20g，麸炒白术 20g，山药 20g，白芍 20g，熟地黄 10g，当归 10g，菟丝子 20g，杜仲 20g，鹿角霜 10g，黄芪 20g，木香 6g，续断 20g，桑寄生 20g，炙甘草 6g，花椒 3g。10 剂，水煎，每日 1 剂，早晚分服。

患者于 11 月 4 日移植冻胚（人工周期），11 月 15 日测血 hCG 216.6mIU/mL，11 月 19 日测血 hCG 1866.0mIU/mL。

按语：针对肾虚血瘀证患者，在着床窗口期，李克勤教授自拟着床汤（党参、白术、茯苓、甘草、芍药、川芎、当归、熟地黄、杜仲、续断、川椒、桑寄生、木香、鹿角霜、菟丝子）加减应用。全方既可温肾暖宫，又可补气生血，共起调摄冲任胞宫之效。其中，花椒性温，"能入右肾命门，补相火元阳"（《本草疏注》），又兼入血分，通达胞脉，促进气血调和，种子安胎。《金匮要略》白术散方中即用蜀椒来温血分、散寒湿以养胎气，《长沙药解》言其"温肝脾而暖血海也"。在黄体期用花椒，有散寒湿浊邪、温暖血海、助孕之效。故而花椒在着床汤中，可谓灵魂之所在，既作为引经药，引诸药药力直达胞宫以起濡养之效，又可温暖下焦之阳，祛散寒浊之气，使得胞宫、血海温暖，种子易成。

2. 痛经

宋某，女，25 岁，2021 年 3 月 21 日初诊。

患者痛经 10 余年，无进行性加重。平素月经规律 5/（28～30）天，量偏少，血块较多，末次月经 2021 年 2 月 27 日，经期第一天小腹绞痛，腰腹部凉，伴肛门坠胀，手足不温，甚则恶心、呕吐，喜温喜按，血块下则痛减。纳寐可，大便不成形。舌质淡，苔白，脉弱。

2021 年 3 月 6 日妇科超声检查：子宫前位，宫体 4.9cm×4.0cm×3.4cm；子宫形态规则，肌层回声均质，子宫内膜厚度 0.3cm；右卵巢大小 3.2cm×1.8cm，左卵巢大小 3.4cm×1.8cm。

诊断：痛经，阳虚血瘀证。

治法：温经暖宫，化瘀止痛。

处方：温经汤加减。

桂枝 12g，赤芍 20g，吴茱萸 6g，川芎 10g，当归 20g，牡丹皮 10g，干姜 20g，党参 10g，甘草 6g，延胡索 12g，花椒 3g。7 剂，水煎，每日 1 剂，早晚分服。

患者 3 月 28 日经来潮，痛经明显减轻，未见明显血块，余症皆轻。

按语：对于虚寒性痛经，李克勤教授往往从温肾阳入手。血得温则行，得寒则凝，喜温而恶寒，寒则涩不能流，故寒性痛经常兼见血瘀症状。治疗以温阳散寒、化瘀止痛为主，多用《金匮要略》温经汤加减。花椒其药，气味芳香，性烈走窜，入于血分，可温阳暖宫，通经活络，促进胞宫气血流通。研究表明，花椒水提物能明显延长大鼠血浆凝血酶原、白陶土部分凝血活酶时间，且花椒水提物比醚提物有更强的抑制作用，其改善血流动力学的机制可能与血小板功能、血管内皮细胞抗凝成分有关。

三、临证备要

花椒，入肾经，走督脉，既可入气分温肾暖胞，又可入血分温阳通经。然其气味浓烈，临床用量多在 1.5～3g。在经后期以温热生发之力阴中求阳，促进卵泡发育；在排卵期统诸药之力于督脉，振奋阳气，推动阴阳转化以排卵；在黄体期可散寒逐邪，暖宫助孕；在月经期温宫通经，调畅经血。此药对于下焦虚寒之证俱有效验，为治妇科胞宫虚寒不孕、痛经之良药。

第三节　八珍汤

八珍汤出自《正体类要》，由当归、川芎、白芍、熟地黄、人参、白术、茯苓、炙甘草 8 味中药组成，为补气方四君子汤与补血方四物汤组合而成。气为血帅，血为气母，二者相互为用。四君子汤健脾益气，四物汤补血养血，八珍汤汇两方之功，奏两方之效。方中川芎辛甘温，可活血行气；当归甘温，可养血和营；熟地黄甘温，以补血养阴；白芍苦酸，可养血敛阴；人参甘温益气，健脾养胃，白术苦温，健脾燥湿，可加强益气助运之力；茯苓健脾利湿；炙甘草味甘性平，益气和中，调和诸药。方中诸药配伍，共奏益气和血之效，既可生新，又可防瘀，营血调和，起到补血不滞血、和血不耗血的作用。

八珍汤作为中医临床气血双补的代表方剂，临床上常用于血液、心血管、免疫系统疾病。妇人以血为本，以气为用。气为血之帅，血为气之母，血赖气的升降出入运动而周流，气血"和调五脏，洒陈六腑"，"灌溉一身"，气血充盈，方能保证机体脏腑、经络的正常功能。李克勤教授认为，气血充沛，互相协调，则五脏安和。因此，补益气血为妇产科病证的重要治法。且气血可以互相资生，补气足以养血，养血亦能益气。她临床常以八珍汤为基础方进行化裁，治疗诸多妇科疾患，疗效甚佳。

1. 排卵功能障碍

李克勤教授认为，本病多因气血不足，冲任失调，日久瘀血阻滞，故治疗以补气养血之八珍汤，加上活血化瘀之土鳖虫，配补益肝肾之枸杞子。全方共奏补气养血、活血化瘀之功，顺应女性的生理状态，提高排卵率与妊娠率。

2. 子宫内膜薄

李克勤教授认为，此病乃气血不足，冲任失调，日久血少，胞宫失养所致，故治疗以补气养血之八珍汤，加上血肉有情之品鹿角胶、龟甲胶，配补益肝肾之桑椹，佐以养血活血之鸡血藤，全方补气养血，大补气血，以促进过薄之子宫内膜生长。药理研究表明，活血化瘀中药可调节血液循环，增加子宫内膜血流量，促进内膜生长。

3. 输卵管积液

输卵管积液患者因管腔黏膜炎症而发生粘连、伞端闭锁，管腔中渗出液积聚而成积液，致使输卵管丧失运送精子、捡拾卵子及将受精卵及时运送到宫腔的功能，发为不孕。李克勤教授认为，经期、产后、人工流产及手术后，气血亏虚，寒湿邪毒之气易乘虚而入，导致冲任阻滞，胞脉失畅，瘀血阻滞，以致水液积聚。发病以虚为本，以实为标，多为虚中夹实。治以八珍汤补益气血，配以桃仁、红花活血化瘀，疏滞通络。

4. 闭经

李克勤教授认为闭经多与气血不足有关。气血不足可致血海空虚，引起冲任失调，而发为闭经。故以四君益其气，四物养其血，仙茅、淫羊藿调冲任、益肾气，桃仁、红花行其血。诸药合用，使气血旺盛调和，经自行矣。

5. 异常子宫出血

李克勤教授认为本病病情急，病程长，患者常因失血较多出现严重气虚、血虚症状。要纠正患者的这种病理状态，不能骤然用补，必须既补已虚之气血，又益气血生化之源泉，常选用八珍汤益气健脾，培气血生化之源，补血和血，活血调经。

第四节 毓麟珠

毓麟珠出自《景岳全书·新方八阵》，原方由八珍汤（当归、川芎、熟地黄、白芍、人参、白术、茯苓、甘草）加鹿角霜、菟丝子、杜仲、川椒组成。原方配伍严谨，药性平和，为补气养血、调经种子之良方。全方补肾气的同时温阳，补先天肾精同时又补益后天脾胃气血。肾中气血充盛，天癸至，冲任通盛，月事和胎孕方可如常。毓麟珠通过平补阴阳达到阴阳平衡状态，再佐以少量温通的药物如鹿角霜、川椒等，可起到补而不滞、补而不腻的作用。李克勤教授宗其方义，临床随症加减，用于排卵障碍性闭经及不孕症，如卵巢早衰、卵巢储备功能降低、多囊卵巢综合征、高泌乳素血症等的治疗。

1. 卵巢储备功能减退

李克勤教授基于肾主先天、脾主后天的理论，在临床上常通过调补先天即填补精血、补肾益气以使阴生阳长，精血俱旺，肾精肾阳充足则可使血海满溢，胞脉畅达，胞宫功能恢复正常；通过治理后天即健运脾胃而使气血生化有源，可使血海按时满盈，为胞宫行使月经、孕育胎元提供物质基础。毓麟珠可健脾益气，补血行血，温肝肾，助元阳，填精血。

2. 闭经

治疗闭经尤其是继发性闭经，毓麟珠有很好的疗效。李克勤教授认为，毓麟珠主要用于血枯经闭的治疗。女子脾胃虚弱，气血乏源，冲任亏虚，胞宫血少，经期无血以下，导致血枯经闭。欲其不枯，无如养营，毓麟珠中四物汤补血，四君汤健脾益气，中焦受气，取汁变化而赤，是为血，菟丝子、杜仲、鹿角霜补肾。正如《景岳全书·妇人规》所言："调经之要，贵在补脾胃以资血之源，养肾气以安血之室，知斯二者，则尽善矣。"

3. 子宫内膜薄

肾精充沛是孕育的基础，肾阳充足，温煦胞宫，则能够摄精成孕。李克勤教授认为，子宫内膜薄的患者多伴有肾阳不足，胞宫胞脉瘀滞，治宜温补肾阳，活血化瘀，可采用毓麟珠加减以温补肾阳，补益气血。

4. 先兆流产

李克勤教授认为，受孕后，阴血下聚，以养胎元，然胞宫又需得肾阳之温煦，温化而不寒，方能阴阳平衡，胎元稳固。若先天禀赋不足，肾气不充，或久病不愈，耗伤肾气，以致肾气亏虚，冲任不固，系胞无力，胎动易滑；若气虚至重，累及肾阳，或素体阳虚，或房劳过度，久病伤阳，肾阳虚损，胞宫失于温煦，胞中虚寒，则胎元不固，导致阴道流血、腹痛、腰酸之先兆流产。故可选毓麟珠固肾安胎。方中杜仲、菟丝子有安胎效果，且菟丝子平补阴阳，补肾益精，肾旺自能荫胎。若阴道流血不止，可加阿胶、地榆，固冲止血安胎。

第五节　温经汤

温经汤乃千古名方，最早记载于《金匮要略·妇人杂病脉证并治》中，以温经汤命名者还见于《妇人大全良方》《太平惠民和剂局方》《千金方》《圣济总录》等方书，其中以《金匮要略》温经汤和《妇人大全良方》温经汤最为人所知，后世常将二者称为《金匮》温经汤和《良方》温经汤。李克勤教授临证常将《金匮》温经汤和《良方》温经汤合用，自组加味温经汤，用其治疗冲任虚寒、瘀血阻滞的月经不调、痛经、闭经、不孕症等。

　　《金匮要略·妇人杂病脉证并治》云:"问曰:妇人年五十所,病下利数十日不止,暮即发热,少腹里急,腹满,手掌烦热,唇口干燥,何也? 师曰:此病属带下。何故也? 曾经半产,瘀血在少腹不去,何以知之? 其证唇口干燥,故知之。当以温经汤主之。"原方所列主治为妇人少腹寒,久不受胎,兼治崩中去血,或月水来过多,及至期不来。可见其功效为温经散寒,养血祛瘀,适用于冲任虚寒,瘀血阻滞证,症见漏下不止,或血色暗而有块,淋沥不畅,或月经提前或延后,或逾期不止,或一月再行,或经停不至,而见少腹里急,腹满,傍晚发热,手足烦热,唇口干燥,舌质暗红,脉细而涩。亦治妇人宫冷,久不受孕。

　　《金匮》温经汤组成:吴茱萸三两,当归、芎䓖、芍药、人参、桂枝、阿胶、生姜、牡丹皮、甘草各二两,半夏半升,麦门冬(去心)一升。上十二味,以水一斗,煮取三升,分温三服。方义分析:方中用吴茱萸、桂枝、生姜温经散寒,通利血脉,且桂枝、生姜兼祛外邪;重用一升麦冬以达滋阴清热之效,牡丹皮亦助清虚热;用人参、甘草、半夏补中益气,降逆水饮,三两吴茱萸亦能温中降逆,平冲水饮以和胃;用当归、川芎、芍药(四物汤去地黄)、阿胶、牡丹皮,活血祛瘀,养血调经止痛。方中牡丹皮强调去心,《本草经集注》云:"牡丹,今东间亦有,色赤者为好,用之去心。"《金匮方歌括·妇方杂病方》中,陈元犀对温经汤方解释甚是明了:"方中当归、芎䓖、芍药、阿胶,肝药也;丹皮、桂枝,心药也;吴茱萸,肝药亦胃药也;半夏,胃药亦冲药也;麦门冬、甘草,胃药也;人参补五脏,生姜利诸气也。病在经血,以血生于心，藏于肝也，冲为血海也。胃属阳明，厥阴冲脉丽之也。然细绎方意，以阳明为主，用吴茱萸驱阳明中土之寒，即以麦门冬滋阳明中土之燥，一寒一热，不使偶偏，所以谓之温也。用半夏、生姜者，以姜能祛秽而胃气安，半夏能降逆而胃气顺也。其余皆相辅相成温之之用，绝无逐瘀之品。故过期不来者能通之，月经过多者能止之，少腹寒而不受胎者能治之，统治带下三十六病，其神妙不可言矣。"

《妇人大全良方》温经汤出于《月水行或不行心腹刺痛方论》："若经道不通，绕脐寒疝痛彻，其脉沉紧。此由寒气客于血室，血凝不行，结积血为气所冲，新血与故血相搏，所以发痛。譬如天寒地冻，水凝成冰，宜温经汤。"《妇人大全良方》温经汤组成：当归、芎劳、芍药、桂心、牡丹皮、莪术各半两，人参、牛膝、甘草各一两。上咬咀，每服五钱，水一盏，煎至八分，去滓温服。可以看出本方系将《金匮》温经汤去掉阿胶、麦冬、半夏，改桂枝为桂心，增加莪术、牛膝而成。其功能是温经散寒，活血化瘀，主治寒客于血室，血气凝滞，脐腹作痛，脉沉紧。方义分析：方中桂心温经散寒，通脉调经；人参甘温补气，助桂心通阳散寒；莪术、丹皮、牛膝活血祛瘀；当归、芎劳、芍药行血养血调经；芍药、甘草配伍，起缓急止痛之功。

《金匮要略》温经汤主治证寒多虚多瘀少兼虚热，《妇人大全良方》温经汤主治证偏于瘀重虚少兼有寒。李克勤教授临证常将二者合并，自组加味温经汤，处方如下：当归、川芎、肉桂、丹皮、赤芍（白芍）、党参、莪术、牛膝、甘草、蒲黄、元胡、小茴香、附子、干姜、桃仁、红花、艾叶、甘草。

临证加减：①若小腹冷痛甚者，加重肉桂、附片等用量，以增强散寒止痛之力；②若寒凝气滞者，加乌药、香附等以理气止痛；③若腰痛者，加杜仲、川断等以补肾壮腰；④若气虚明显者，加黄芪、白术等以益气健脾；⑤若入睡困难者，加炒枣仁、夜交藤等以安神。

李克勤教授将加味温经汤主治病证总结为以下四类：

（1）月经淋沥不断，漏下不止，唇口干燥，手心烦热。此为温经汤在《金匮要略》中因"曾经半产，瘀血在少腹不去"所致漏下之正治，因冲任虚寒，寒凝血瘀，瘀血在少腹留而不去，郁而化热，故见上述症状。其病机为寒热虚实错杂。温经汤攻补兼施、寒热并用的组方结构恰合其旨。

（2）月经不调，逾期不至，或时前时后，参伍不调。月经一月一行，全凭肝之应时疏泄。无论经行先期，经行后期，经行先后无定期，证属疏泄失调，冲任虚寒，血瘀气滞者，皆可应用。

（3）经行腹痛，得温稍减，舌淡，脉沉。经前或经行腹痛，常因经期不忌生冷，致肝经受寒，经脉因寒而收引，气血因寒而凝涩，遂挛急不通则痛。得热稍减，多属寒凝、气滞、血瘀。此方治疗痛经，疗效颇佳，屡试屡效。

（4）久不受孕。本方对于因冲任有寒，气血壅滞不通而不受孕，颇为适宜。病久而不受孕，正气亦亏损，温经汤除温经散寒、活血化瘀外，亦有党参、甘草补益元气，当归、白芍滋补阴血，可兼顾虚损性体质，使其增强体质，促进受孕。

（5）妇人腹痛。加味温经汤的配伍特点有二：一是方中温清补消并用，但以温经补养为主；二是大量温补药与少量寒凉药配伍，能使全方温而不燥、刚柔相济，以成温养化瘀之剂。对于慢性盆腔炎引起的慢性盆腔疼痛，李克勤教授主张不宜过用清热解毒之品，宜取温通之剂以消阴翳。

　　由上可见，李克勤教授运用温经汤的临床经验，展示了其在临床上谨守病机、圆机活法的诊治思维。

第六节　少腹逐瘀汤

　　少腹逐瘀汤出自清代王清任《医林改错》，为四物汤加减变化形成的类方之一，是去疾、种子、安胎的验方。其组成为小茴香七粒，干姜二分（0.6g），延胡索、官桂、没药、川芎各一钱（各3g），炒赤芍、五灵脂各二钱（各6g），蒲黄、当归各三钱（各9g）。主治少腹瘀血积块，疼痛或不痛，或痛而无积块，或少腹胀满，或经期腰酸，少腹作胀，或月经一月三五次，接连不断，断而又来，其色或紫或黑，或有瘀块，或崩漏兼少腹疼痛等症。方中以当归、赤芍、川芎、蒲黄、五灵脂、没药活血祛瘀；延胡索理气行血止痛；官桂、干姜、小茴香温经散寒，并引诸药直达少腹。功擅活血祛瘀，散寒止痛，临床辨证而施，用于诸多疑难病证，常能获效。《血证论》谓："上焦之瘀多属阳热，下焦之瘀多属阴凝。"若寒凝血瘀少腹不解，则症见腹痛绵绵，朝轻暮重，喜暖手按，苔白脉紧，治当温经逐寒，祛瘀止痛，投以少腹逐瘀汤，每能奏功。

　　有人认为少腹逐瘀汤系取温经汤合失笑散化裁而成。同为理血方剂治疗冲任虚寒、瘀阻胞宫证的少腹逐瘀汤和温经汤，其功效、主治各有偏重。少腹逐瘀汤取《金匮要略》温经汤之意，合失笑散化裁而成（《医林改错评注》），加用了善治血瘀心腹疼痛的蒲黄、五灵脂、没药及温里散寒止痛的干姜、肉桂、延胡索、小茴香，以治疗少腹血瘀疼痛，重在活血化瘀，兼有温经散寒止痛之功。

《金匮要略》温经汤乃妇科调经祖方，是张仲景治疗妇人血积少腹之方，以温通、温养为其特点，重在温散寒邪，适用于冲任虚寒而兼有血瘀之象的多种妇科疾病。方中配伍体现出温中寓通、温中寓补、温中寓清之意，如辛温之药吴茱萸、桂枝等配伍当归、川芎、人参、麦冬、甘草等，既资生血之源，又达统血之用。

两方均是治疗少腹瘀血之方，在治疗思路上，两方均是在活血的基础上配以温热药物以温经散寒止痛，少腹逐瘀汤以当归、肉桂、小茴香、干姜为主，而温经汤则以生姜、半夏、吴茱萸、当归为主。两方亦各有自己的特点，少腹逐瘀汤活血化瘀的药物较温经汤更重，而温经汤虽以温通取效，但却配有牡丹皮、芍药、麦冬等寒凉药物，并加以人参、甘草、阿胶等补益气血之药，使得全方刚柔相济，温而不燥。另外，该方以桂枝、川芎等辛散上行之药与生姜、半夏、吴茱萸等降逆之药相伍，以升降相因，调畅气机。阳明经与冲脉在气街相合，通过半夏、生姜降阳明以调冲任是该方的另一特点。

李克勤教授认为，少腹逐瘀汤主要用于治疗寒客胞脉，血被寒凝，瘀血阻滞冲任，血行不通引起的多种妇科病证，尤其在妇科痛经及不孕症中运用较多，均有很好的疗效。少腹逐瘀汤不仅可治疗妇科疾病，凡腹痛属于气滞血瘀均可应用，尤其用于寒凝血瘀者，症见痛处不移，舌青黯，脉弦或涩者。

李克勤教授常用此方治以下妇科疾病：

1. 不孕症

少腹逐瘀汤有"调经种子第一方"之美称，故李克勤教授常用此方加减调治不孕症。临证见平素少腹凉，经期明显，喜暖怕冷，白带质稀量多，舌质淡，或有瘀点，脉沉弱，病机为寒凝血滞，闭阻胞宫，俗称"宫寒不孕"，采用少腹逐瘀汤加减治疗，疗效颇佳。

2. 月经后期

月经后期，以血寒证为多见。临床表现为月经后延，常伴有月经量少，色黯有块，少腹冷痛，或经前、经期腹痛，并伴腰痛。此证为寒凝血瘀，多因经期涉凉水，或平素饮食生冷所致。李克勤教授善用少腹逐瘀汤加附片、紫石英调治，多获良效。

3. 闭经

闭经不外虚实两端，但临床虚而夹实多，全实者少，寒湿凝滞是其中之一。症见闭经，少腹拘急胀满，得热则舒，或白带多，或伴腰痛，舌质黯，或有瘀斑，苔薄白，脉沉弱或沉涩。可选用少腹逐瘀汤加益母草、香附、川牛膝治疗，多有较好效果。

4. 月经过少

本方所治之月经过少，为血寒所致。血寒者大多为本虚标实证，或寒实证。症见经来量少，色黑，伴少腹冷痛，得热则舒，或素体阳虚畏寒，舌质淡或有少量瘀点，苔白，脉沉弱或沉涩。少腹逐瘀汤可以温经散寒，养血活血，用时可将赤芍更换为白芍，加阿胶、熟地黄。

5. 慢性盆腔炎

盆腔炎日久可表现出寒湿凝滞或虚寒征象。症见少腹隐痛，腰骶部酸痛，小腹冷痛，劳累或经前、经期加重，遇冷亦加重。过多的清热解毒利湿之剂更加损伤机体阳气，致虚寒之象更显。选少腹逐瘀汤合薏苡附子败酱散增损治之，疗效颇佳。

6. 少腹冷痛

临床有一部分患者经现代医学各种检查均无异常发现，临床表现为少腹冷痛，遇冷或饮食生冷症状加重，小腹触之不温，脉沉弱或沉弦。《内经》说：少腹痛，皆寒证。采用少腹逐瘀汤温里散寒，化瘀止痛，收效颇佳。

7. 痛经

引起痛经的原因较多，其中因风冷寒邪客于胞络，使冲任气血失调，瘀阻胞宫，导致行经疼痛者居多。临床表现为经前或行经时少腹疼痛，其痛剧烈，甚则伴恶心呕吐，月经色黑或夹血块，少腹凉，四肢厥冷，面色苍白，口唇青紫，舌质暗或有瘀点、瘀斑，脉弦或沉涩。李克勤教授采用少腹逐瘀汤加减，温经散寒，化瘀止痛，临证常加用附片、吴茱萸等，加重温通之力。

李克勤教授强调，采用少腹逐瘀汤治疗妇科病证应掌握其药物加减规律：腹痛重，血块多者，加白芍、红花、桃仁、益母草；腰痛者，可加牛膝、杜仲、续断；小腹胀者，加乌药、香附；胁肋胀滞者，加香附、柴胡、白芍；乳房胀痛者，加橘核、川楝子等；恶心呕吐者，加吴茱萸、半夏；四肢欠温，冷汗出者，加桂枝、炮附子；气虚者，加党参、黄芪；血虚者，加熟地黄、白芍；脾肾阳虚者，加补骨脂、巴戟天、菟丝子；盆腔触及包块者，加皂角刺、䗪虫；输卵管不通者，加王不留行、路路通、水蛭等。